Eunice D. Ingham

Geschichten, die die Füße erzählen können

»Wie lieblich sind auf den Bergen die Füße der Boten, die da Frieden verkündigen«

Jesaja 52,7

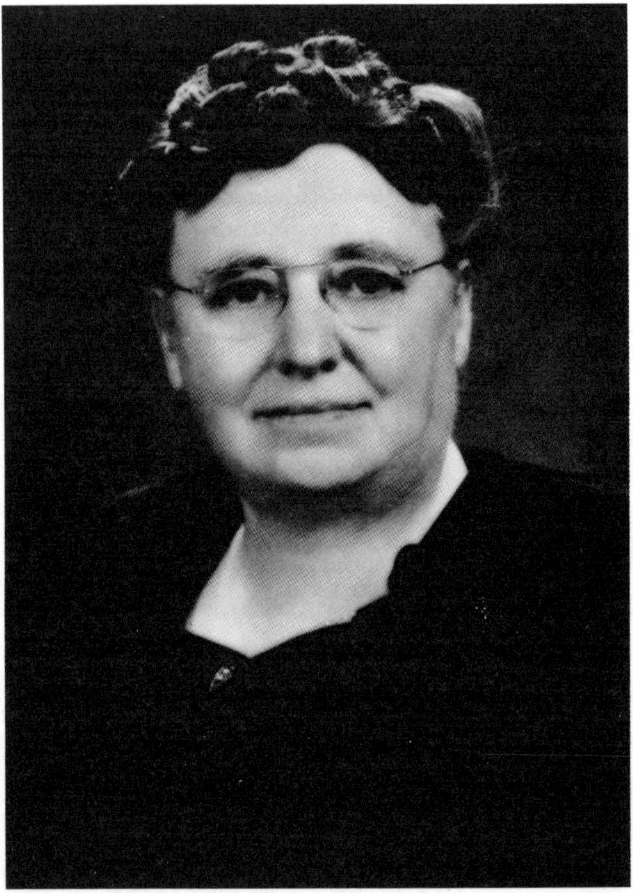

Author and Lecturer
EUNICE D. INGHAM STOPFEL

Eunice D. Ingham

Geschichten, die die Füße erzählen können

mit 29 Abbildungen

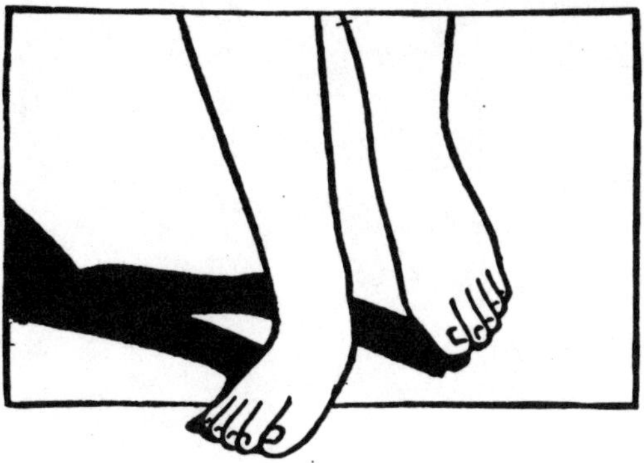

Band 1 der Reflexzonen-Therapie
»Schritte zur besseren Gesundheit«
Deutsche Bearbeitung von Hermann Kissener

DREI EICHEN VERLAG
MÜNCHEN + ENGELBERG/SCHWEIZ

Original-Titel: »Stories the feet can tell«

ISBN 3-7699-0360-9
Verlagsnummer 360

2. DEV-Auflage, 6.–16. Tausend 1981
Gesamtherstellung: Isar-Post, Landshut

Alphabetisch geordnetes Inhaltsverzeichnis

Seite

Verzeichnis der Abbildungen 7
Vorwort 11
Einleitung 12
Asthma und Nebennierendrüsen 57
Augen 34
Unheilbare Fälle 34
Bericht eines Krankheitsfalles 35
Erfolgreich bei grünem Star 35
Bauchspeicheldrüse 55
Beeinflussen die Nerven unsere Hauttätigkeit? 59
Ekzem 60
Blasenentzündung 110
Bursitis 88
Drüsen 44
Asthma und Nebennierendrüsen 58
Eine »Geschichte, die die Füße erzählt haben« 49
Vorstehender Kropf 47
Der Hirnanhang 48
Die Vorsteherdrüse 101
Die Schilddrüse 45
Eierstöcke 111
Entspannungseffekt 98
Einige Fälle von Verstopfung 99
Gallenblase 66
Gallensteine 67
Gebärmutter 111
Geistesverfassung und Verdauung 117
Geistesverfassung und Verlangen 120
Kristallablagerungen 120
Säureablagerungen 120
Gicht 96
Hämorrhoiden 104
Das vorfallende Rektum 109
Handgreifliche Reaktionen 21

Seite

Herz 60
Wirkung der Stauungen 62
Stauung bildet Blutgerinnsel 66
Angina Pectoris 66
Heuschnupfen 44
Hexenschuß 79
Ischias 84
Was verursacht Ischias? 85
Krampfadern 73
Kreislauf und Verstopfung 97
Lage der Reflexe 25
Der Blinddarm 27
Die Ileo-Cecal-Klappe 28
Die Dünndärme 29
Magenreflexe 30
Die Lungen und Bronchialröhren 30
Lungenentzündung 30
Die Gallenblase 31
Die Nieren 31
Augen und Ohren 31
Mastdarm (Rektum) und Blase 31
Die Milz 32
Die Milz und der Dickdarm 33
Blutarmut 33
Heilsame Diät 34
Lähmung 81
Druck, der Blutgerinnsel verursacht 81
Ursache und Wirkung 82
Leber 69
Träge Leber 70
In Abständen massieren 73
Krampfadern 73
Mandeln und Halsentzündung 39
Nervenschmerzen 75
Nervenentzündung der Schulter 90
Eine gebrochene Schulter 92
Eine lahme Hüfte 94

	Seite
Nieren-Störungen	77
Hexenschuß	79
Ohren	37
Reflexe, die man in den Händen und Füßen findet	22
Reflexe, die man nicht in den Füßen findet	115
Eine steife oder lahme Schulter	116
Rektumbeschwerden	101
Die Vorsteherdrüse	101
Eine geschwollene Vorsteherdrüse	102
Rücken	74
Spannungen der weiblichen Geschlechtsorgane	111
Gebärmutter	111
Die Eierstöcke	111
Stirnhöhlenentzündung	40
Ursache und Wirkung	42
Wirkungen einer Erkältung	43
Ärztliche Heilmethode	44
Heuschnupfen	44
Vollkommene Gesundheit bedeutet vollkommene Füße	15
Wichtigkeit geregelter Zirkulation	123
Zonenmarkierungen	18
Zonentherapie	19
Zehn Zonen	19
Auffinden der Zonen	20
Zuckerkrankheit (Diabetes)	56
Insulin – kein Heilmittel	57

Abbildungen

	Abbildung	Seite
Reflex zu den Augen	4	27
Beste Position, um die Reflexe zu den Augen und Ohren zu erreichen	7	36
Reflex zur Bauchspeicheldrüse	4, 13	27 + 56
Reflexe zur Blase	6	30

	Abbildung	Seite
Methode der Massage der Reflexe zur Blase	27	110
Reflex zum Blinddarm	4	27
Reflex zu den Bronchien und Lungen	5	29
Reflex zum absteigenden Dickdarm	3	26
Reflex zum aufsteigenden Dickdarm	3	26
Reflex zum querlaufenden Dickdarm	3	26
Position zur Massage der Reflexe zum Dickdarm	23	98
Methode der Drehmassage, um Stauung zu erleichtern	26	106
Reflexe zu den Eierstöcken und Frauenkrankheiten	12	54
Position für die Massage zu den Reflexen der Eierstöcke	28	112
Reflexe zu den Gedärmen	3	26
Reflexe zu der Gallenblase	3	26
Reflex zur Gebärmutter	12	54
Position für die Massage des Reflexes zum Hals	8	39
Reflex zum Herzen	3	26
Position für die Massage des Reflexes zum Herzen	14	61
Reflexe, die man für Hämorrhoiden massieren muß (Seitenansicht)	24	99
Untere Hexenschußgegend	5	29
Reflexe zur unteren Hexenschußgegend	18	86
Reflex zum Hirnanhang	6	30
Position für die Massage des Reflexes zum Hirnanhang	11	51
Reflex zur Hüfte	12	54
Teil, der für Ischias massiert werden muß (Seitenansicht)	18	86
Reflex zur Ileo-Cecal-Klappe	4	27

	Abbildung	Seite
Reflex zum Knie	5	29
Reflex zur Leber	13, 15	56 + 69
Position für die Massage des Reflexes zur Leber	16	70
Reflex zur Lunge und Bronchien	5	29
Reflex zum Magen	5	29
Reflex zur Milz	6	30
Position, um die Muskeln der Hüfte und Schulter zu entspannen	22	95
Reflex zur Stirnhöhle	9	43
Reflex, um die Muskeln zu den Schultern und zum Nacken zu entspannen	21	93 + 94
Reflex zu den Nieren	5	29
Position für die Massage des Reflexes zu den Nieren	19	88
Rückseite des Nackens (links und rechts) .	3	26
Position, um die Muskeln des Nackens und der Schulter zu entspannen	21	93 + 94
Reflex zu den Nebennierendrüsen	6	30
Reflex zu den Ohren	4	27
Position für die Massage des Reflexes zum Rücken	17	74
Reflex zum Rektum	12	54
Reflex zum Rektum (Seitenansicht) . . .	24	99
Reflex, um das untere Rektum zu massieren (Seitenansicht)	24	99
Position für die Massage des Reflexes zum Rektum und der Vorsteherdrüse . . .	25	102
Reflex zum Rückgrat	5	29
Position für die Massage des Reflexes zur Schulter	20	91
Reflex zur Schilddrüse	6	30
Position für die Massage des Reflexes zur Schilddrüse	10	46

	Abbildung	Seite
Reflex zur Stirnhöhle	9	43
Reflex zur Vorsteherdrüsengegend	12	54
Reflex, um die Vorsteherdrüse zu massieren (Seitenansicht)	24	99
Schmalstelle des Fußes (rechts und links) .	2	25
Vorsteherdrüse und des Rektums . . .	25	102
Zonenmarkierungen	1	18

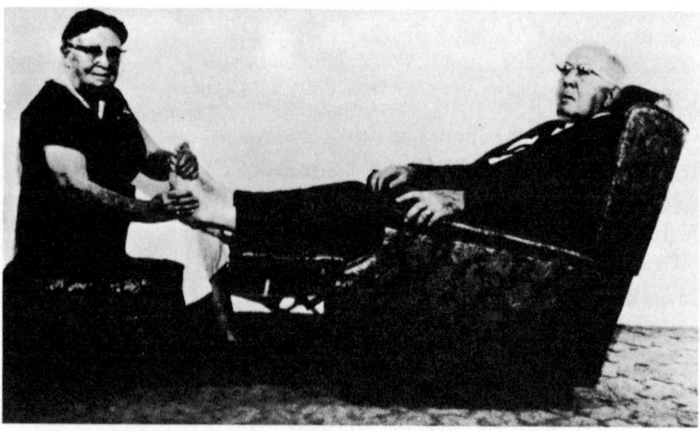

Ideale Stellung für die Anwendung der Reflex-Technik an den Füßen

Vorwort

Als Verfasserin dieser Broschüre möchte ich mich bemühen, die verschiedenen Reflexe in den Füßen zu erklären, wie ich sie durch ein sorgfältiges Studium in meiner Praxis als Masseuse an Hunderten von Patienten, bei denen ich erstaunliche Resultate erzielte, entdeckt habe.

Gründer der Zonentherapie

Dr. Wm. H. Fitzgerald, der Begründer der Zonentherapie, ist eine bedeutende Persönlichkeit. Er absolvierte die Universität von Vermont und praktizierte zweieinhalb Jahre im Boston City Hospital. Er war Arzt im Central London Hospital für Nasen- und Halskrankheiten; zwei Jahre verbrachte er in Wien als Assistent von Professor Politzer und Professor Otto Chiari, die in medizinischen Kreisen der ganzen Welt bekannt sind.

Von seiner Entdeckung der Zonentherapie erfuhr die medizinische Wissenschaft, als er Leiter der Nasen- und Halsabteilung im St. Francis Hospital, Conn., war. Er entdeckte die chinesische Methode der Zonentherapie, daß Druck und Massage an gewissen Zonen normale physiologische Wirkungen bei allen Teilen der behandelten Zone zuwege bringen; dabei spielt es keine Rolle, wie weit diese Zonen von dem Teil entfernt sind, an dem die Behandlung vorgenommen wurde.

Dr. Fitzgerald ist mit seinem Werk, das den Titel »Zonentherapie« trägt, Wegbereiter für weitere Entwicklungen, weil er zu unserer Anschauung seine Entdeckung der zehn verschiedenen Körperzonen und den Ort jedes Organs im Körper in einer oder mehreren dieser Zonen darlegt.

Ich möchte bemerken, daß ich auch meinem großen Lehrer

Joe. S. Riley, M. D., und dessen Gemahlin, deren Namen als Pioniere auf dem Gebiet der Zonentherapie bekannt sind, großen Dank schulde.

Ich hatte die wunderbare Gelegenheit, ihnen in ihrer Praxis einige Jahre lang assistieren zu können. Während dieser Zeit wurden die Methoden, die in diesem Buch beschrieben sind, an Hunderten von Patienten in seiner Praxis erfolgreich erprobt.

Jede Reflexbewegung und jeder Kontaktpunkt sind sorgfältig und bedächtig geprüft und wiedergeprüft worden, bevor wir mit vollem Vertrauen nun Ihre Aufmerksamkeit auf unsere Entdeckungen richten. Wir hoffen aufrichtig, daß sie sich als hilfreich und heilsam erweisen werden.

Mein Wunsch ist es, daß die folgenden Seiten sich als Stufen zu größeren Höhen dieses neuen aber wirksamen Weges erweisen mögen, um all den Menschen zu helfen, die auf der Suche nach besserer Gesundheit und Leistungsfähigkeit sind.

Eunice D. Ingham

Einleitung

Die Begründungstheorie dieses Werkes, die auf den nächsten Seiten erläutert wird, basiert auf den Ideen und Meinungen praktischer Ärzte, die unter Anwendung dieser besonderen Art von Druckmassage beachtenswerte Resultate erzielten.

Wenn irgend jemand, Arzt oder Laie, nach sorgfältigem Studium unter Anwendung dieser Methode irgendwelche wertvollen Vorschläge in der Art einer Erklärung anzubieten haben sollte, würde ich mich freuen, sie zu hören. Bevor diese Methode als eine feststehende Tatsache anerkannt werden kann, muß ihre Wirksamkeit, wie jede andere neue Entdeckung, zweifelnder Skepsis gegenüber als richtig bewiesen werden können.

Viele von Ihnen werden sich erinnern, wie skeptisch man sich vor noch nicht allzu langer Zeit den Röntgenstrahlen gegenüber verhielt, als die Welt zum ersten Male auf sie aufmerksam gemacht wurde. Heutzutage werden sie als eine Selbstverständlichkeit betrachtet, die zu großen Erfolgen im medizinischen Beruf beigetragen haben.

Dr. John C. Hemmeter berichtet uns in seinem Werk, das den Titel »Master Minds in Medicine« trägt, daß das intellektuelle Europa erst Ende des 16. Jahrhunderts reif genug war, die Entdeckung des Blutkreislaufes als gegebene Tatsache hinzunehmen. Dr. Michael Servetus pflanzte die Saat, Dr. Columbo wässerte sie und Dr. William Harvey blieb die beschwerliche Arbeit der Ernte. Was wir heute bezüglich des Blutkreislaufes an Wissen besitzen, verdanken wir in hohem Grade ihm, der nur mit einem Vergrößerungsglas ausgerüstet war und trotz bitterer Kritik so Großes leistete.

Geschichten, die die Füße erzählen können

Ich habe mein Werk »Geschichten, die die Füße erzählen können« genannt, weil ich glaube, daß es möglich ist, durch die auf die Füße angewandte Druckmassage manch wertvolle Geschichte erfahren zu können. Ein sorgfältiges Studium unter Anwendung der Methoden, wie ich sie bereits beschrieben habe und wie sie auf den folgenden mit Skizzen und Fotos versehenen Seiten fortgesetzt werden, mag hier oder da manch verborgenes Geheimnis von Schwächegefühlen enthüllen, das sich bisher noch nicht ernsthaft bemerkbar gemacht hatte.

Vielleicht ist eine träge Leber für die Störung im Verdauungssystem verantwortlich, deren Folge eine Verstopfung ist. Können die Füße dazu gebracht werden, die Geschichte so zu erzählen, daß die Ursache dieser Verstopfung gefunden werden kann? Wir wollen sehen, ob sich die Nervendungen, die im rechten Fuß auf die Leber zurückstrahlen, als sehr druckempfindlich erkennen lassen. Wenn das der Fall ist, wissen wir, daß sich dort so etwas wie ein Kristall gebildet hat, der sich störend auf den Blutstrom zur Leber hin auswirkt und ihre normale Funktion hemmt. Sobald wir massieren und so diesen »Kristall« aufzulösen beginnen, geben wir der Natur Gelegenheit, diese unnütze Materie hinwegzutragen und dem angegriffenen Teil oder den angegriffenen Teilen den normalen Blutkreislauf wiederzugeben.

Sie können leicht ersehen, verehrter Leser, wie notwendig es ist, daß wir unseren Blutstrom in chemischem Gleichgewicht und frei von kristallinen Ablagerungen halten, damit die Füße keine ernsthaften Geschichten mehr zu erzählen haben. Uns allen ist die Wirkung von Sand oder Kies in einem Gartenschlauch bekannt, dennoch erwarten wir, daß unser Körper ordnungsgemäß funktioniert und machen uns um Verstopfungen in unseren empfindlichen Nervendungen keine Sorgen.

Wir vergessen, daß unser Körper ungefähr 22 Meilen Röhrenmaterial enthalten soll. Jeder Zoll dieses Röhrenmaterials wird durch Zusammenziehen und Entspannen in Tätigkeit gehalten, die völlig von der Muskeltätigkeit jedes Einzelnen abhängt. So können wir den Nutzen aus jeder Art von Massage oder Übung ersehen, die den Blutkreislauf verbessern und die Muskeltätigkeit verstärken könnten.

Es ist gleichgültig, welcher Art von Heilung Sie im Augenblick auch folgen, behalten Sie das Buch in der Hand und versuchen Sie, wo andere keinen Erfolg haben, die gewünschten Resultate zu erlangen, diese einfache Methode, eine Reflexbewegung (durch einen Kunstgriff) durch die Nervendungen unter den Fußsohlen hervorzurufen.

Es sind in diesem Buch einige Krankheitsberichte aufgeführt worden, um den Resultaten, die erzielt werden konnten, und keineswegs übertrieben oder überschätzt sind, Nachdruck zu verleihen. Ich bin von Erfolgen begeistert, die ich schon durch meine Erfahrung als Masseuse hatte.

Mit den besten Wünschen für einen Erfolg für alle, die bereit sind, den Versuch zu wagen, werde ich — so gut ich kann — auf den nächsten Seiten fortfahren, die Methode genau zu erklären, die bei der Behandlung verschiedener Leiden angewandt werden soll.

Machen Sie bitte nicht den so oft gemachten Fehler, daß Sie der Methode wegen ihrer Einfachheit nicht viel Bedeutung beimessen. Ich bin nicht in der Lage, das Warum und Weshalb zu erklären, ich bitte Sie nur, diese Methode auszuprobieren. Es ist mein aufrichtiger Wunsch, daß jeder mit ihrer Anwendung erfolgreich ist.

Vollkommene Gesundheit bedeutet vollkommene Füße

Sobald wir die Muskeln im Körper erschlaffen lassen, fällt das Muskelgewebe in unseren Füßen zusammen. Die Körperstruktur schrumpft, und einer oder mehrere der sechsundzwanzig Knochen, die sich in jedem Fuß befinden, rutschen an eine falsche Stelle, wo sie einen übermäßigen Druck auf einige Nervendungen ausüben. Das hat zur Folge, daß ein gewisser Teil des normalen Nerven- und Blutbedarfs in den Füßen in seiner Wirkung gehemmt wird. Sobald irgendein Teil des Blutstroms gehemmt wird, verlangsamt sich der Blutkreislauf. Als Resultat dieser Verlangsamung des Blutkreislaufes bilden sich chemische Verhärtungen oder die schädliche Materie Eiter, der sich in den verrutschten Verbindungspunkten oder um die verrutschten Verbindungspunkte herum ablagert.

Solange dieser Zustand in den Füßen herrscht, lautet die Diagnose »Senkfuß«. Lassen wir die Füße lange in diesem Zustand, so entdecken wir schließlich Störungen in einem anderen Teil unseres Körpers. Wenn es sich zufällig um eine Verstopfung der Nervendungen oder des Reflexes handelt, die zu den Nieren führen, so entdecken wir, daß die Nieren um einen Teil ihres normalen Blutbedarfs gebracht wurden. Dies wiederum beeinträchtigt das ordnungsgemäße Zusammenziehen und Entspannen, das notwendig ist, damit die Nieren die Harnsäure aus dem Körper ausscheiden. Je mehr Ablagerungen sich gebildet haben, desto länger werden wir die Tiefdruckmassage anwenden müssen, um die unnütze Materie aufzulösen, damit die Natur selbst sie ausräumen und loswerden kann. Das stellt die normale Blutzufuhr zu den betroffenen Organen wieder her.

Immer neu entdecken wir eine andere Ursache für die Bildung von unnützer Materie oder eine kristallähnliche Bildung in den Nervendungen, wo die Anlage jedes Knochens und Muskels im Fuß offensichtlich normal ist. Möglicherweise haben wir eine gewisse Schwäche in einem Teil oder Organ des Körpers ererbt. Die normale Muskeltätigkeit jedes Organs hat sich verringert und seine Wirkung des Zusammenziehens und Entspannens wird beeinflußt. Der Blutkreislauf ist nicht stark genug, jene Nervendungen frei und rein zu halten.

Ein Rückenwirbel, der sich an irgendeiner Stelle der Wirbelsäule verschoben hat, schneidet mit Sicherheit jenen Teil von der normalen Blutzufuhr ab, der von diesem besonderen

Nerv wegen seiner Blutzufuhr abhängig ist und hemmt sein Zusammenziehen und Entspannen.

Wo dies der Fall ist, entdecken wir, daß die entsprechende Stelle in den Reflexen der Wirbelsäule (siehe Abb. 5) sehr empfindlich ist; aber wenn wir die Druckmassagenbehandlung in genügendem Maße auf den Reflex, der zu diesem Wirbel hinstrahlt, anwenden, helfen wir der Natur mit Sicherheit, was auch immer in Unordnung geraten ist, wieder in Ordnung zu bringen. Wenn wir eine Abbildung des Nervensystems betrachten, sehen wir, wie sehr die Wirbelsäule wegen ihres Blutbedarfs von ihm abhängig ist. Der kleinste übermäßige Druck in irgendeinem Teil der Wirbelsäule beeinträchtigt schon den Prozeß des Zusammenziehens und Entspannens, der notwendig ist, die Nervendungen in jenem Teil der Füße frei von kristallinen Ablagerungen zu halten.

Unser Körper soll aus sechzig Prozent Flüssigkeit bestehen. Es muß dafür gesorgt werden, diese Flüssigkeit in gesundem Zustand, und nicht mit giftiger Säure überlastet, durch das Gewebe fließen zu lassen.

Zonenmarkierungen

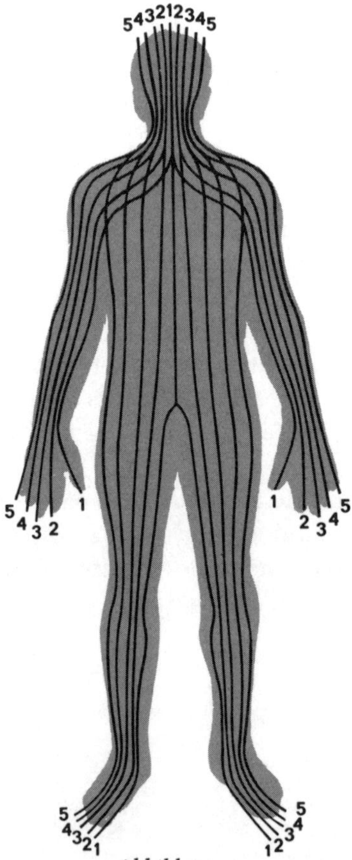

Abbildung 1

Ein Betrachten dieser Figur zeigt Ihnen anschaulich die Zonen des Körpers.

Da wir je zehn Finger und Zehen haben, wollen wir uns zehn Zonen in den Gliedmaßen und allen anderen Teilen unseres Körpers vorstellen.

Zonentherapie

Wenn Sie nun mit dieser chinesischen Methode der Zonentherapie ans Werk gehen und mit festem Daumendruck die Reflexe der Füße untersuchen, werden Sie bald die Stelle der Störung finden, die das Gefahrensignal ausstrahlt. Ihre Patienten werden erstaunt sein, daß sie so schmerzhafte Stellen in ihren Füßen vorfinden, von denen sie keine Ahnung hatten, da sich eine Störung in der Art einer Fußbeschwerde bisher in keiner Weise bemerkbar gemacht hatte.

Wir hören oft Leute sagen: »Meine Füße schmerzen! Ich bin ganz krank!«. Sie schenken jedoch der Tatsache wenig Beachtung, daß diese Schmerzen oder Störungen, die zu verschiedenen Zeiten auftreten, eine Warnung für ein neues Leiden hier oder da sein können, das sich bisher noch in keinem anderen Körperteil geäußert hatte.

Ein Hühnerauge hier und eine Schwiele da

Sie probieren einen Schuh nach dem anderen, einer drückt hier, ein anderer da. Sie suchen verschiedene Orthopäden auf, die viele kleinere Fußleiden, mit denen die Menschen behaftet sind, wissenschaftlich auszukurieren suchen. Jedoch die Beschwerden, nämlich ein Hühnerauge hier, eine Schwiele dort, bleiben bestehen, um den natürlichen Strom des Blutkreislaufs zu hemmen. Sie denken oft nicht daran, daß dieser übermäßige Druck auf eine wichtige Nervendung, möglicherweise einem jeden Organ, das von dieser besonderen Quelle wegen seiner Nervenenergie abhängt, Schaden zufügen kann.

Für dieses Werk, das das Ergebnis meines Studiums der Zonentherapie ist, habe ich von Dr. J. S. Riley die Genehmigung bekommen, seine Karte der Zonenmarkierungen zu benutzen, damit Sie sich die zehn Körperzonen besser vorstellen und wissen können, wie Sie diese ausfindig machen.

Zehn Zonen

Da wir zehn Finger und zehn Zehen haben, wurde, wie Sie sehen, unser gesamter Organismus in zehn Zonen aufgeteilt. Beim näheren Betrachten der Abbildung 1 können Sie leicht erkennen, was wir mit den zehn Zonen unseres Körpers meinen. Jede Linie läuft durch die Mitte der betreffenden Zone, die ganze Zone schließt alle Teile und Organe ein, durch die die betreffende Linie hindurchführt.

Die rechten und linken Seiten des Körpers sind die gleichen, und jede Zone verläuft von vorn nach hinten oder von hinten nach vorn. Das trifft für Arme und Beine, wie auch für Hände und Füße zu.

Auffinden der Zonen

Nehmen Sie als Beispiel irgendeines der inneren Organe und stellen Sie fest, welche Zonenlinie der Abbildung entsprechend durch dasselbe hindurchläuft. Dann stellen Sie sich in Gedanken vor, an welchem Teil des Fußes diese Linie wiedergefunden werden könnte. Das wird Sie dann ein wenig anleiten, den gewünschten Reflex zu finden. Es ist gar nicht schwer; es erfordert nur ein wenig Studium und Übung, bis Sie so geschickt werden wie jeder andere, die Stelle herauszufinden, an der wegen eines bestimmten Leidens die Behandlung vorgenommen werden muß. Die Tatsache, daß alles so einfach scheint, wird Ihnen gute Resultate nicht vorenthalten. Gestatten Sie mir, daß ich Ihnen noch einmal deutlich sage, daß Ihre beständigen Anstrengungen durch manch freudige Überraschung belohnt werden, wenn Sie den technischen Anweisungen folgen, die Sie in diesem Buch »Geschichten, die die Füße erzählen können« finden.

Handgreifliche Reaktionen

Bei dieser Behandlungsmethode werden Sie feststellen, daß die Stärke der Schmerzen im gleichen Verhältnis zur Menge und möglichen Größe der Kristalle und Zeitdauer stehen, in der diese Kristalle sich angehäuft haben. Wenn wir nun mit dieser kräftigen Tiefenmassage fünf oder zehn Minuten lang direkt über der empfindlichen Stelle fortfahren, reiben wir diese kleinen scharfen, nadelgleichen Kristalle ins Muskelgewebe, und die zweite und dritte Behandlung wird fast ohne Unterschied sogar noch schmerzvoller als die erste sein. Durch jede Behandlung rufen wir eine größere Beschleunigung des Blutkreislaufes in den angegriffenen Teilen hervor, so daß sich die Lebenskraft und Ausdauer des Patienten steigert. Die Entzündung, die durch diese Kristalle hervorgerufen wurde, hat natürlich eine bestimmte Reaktion verursacht.

Verschiedene Reaktionen

Es ist interessant, die unterschiedlichen Reaktionen bei verschiedenen Patienten zu bemerken. So wie nicht einmal zwei Personen unter gleichen Bedingungen und Umständen in der gleichen Weise reagieren, so wird auch jeder eine unterschiedliche Reaktion zeigen, obgleich er an der gleichen Krankheit wie der andere leidet. Aus diesem Grunde müssen Sie selbst die Länge jeder einzelnen Behandlung bestimmen und wie oft die einzelnen Behandlungen angewandt werden sollen. Denken Sie immer daran, was Sie tun. Sie regen den Blutkreislauf an. Sobald sie den Blutkreislauf anregen, stärken Sie die Lebenskraft des Körpers. Und wenn die Lebenskraft wächst, hat die Natur Kraft genug, die Giftstoffe zu überwältigen und aus dem Körper auszuscheiden.

Je mehr von diesen Giftstoffen im Blut enthalten ist, desto stärker wird die Reaktion sein. Oft zeigt sie sich in Art einer schweren Erkältung, die ein Hilfsmittel der Natur darstellt, den Körper rein zu halten und Giftstoffe auszuscheiden. Manchmal geschieht dies schon nach der ersten Behandlung, gewöhnlich aber bringt die zweite oder dritte Behandlung die gewünschte Wirkung. Wenn jemand dazu neigt, auf irgendeine Art von Behandlung spontan zu reagieren, findet eine Reaktion um so schneller statt; um ebensoviel schneller wird sich auch der Krankheitszustand bessern, wie nach jeder Behandlung festgestellt werden kann. Ich halte es für unmöglich, das Ausmaß all des Guten zu erkennen und zu ermessen, das in verschiedenen Fällen durch eine solche Behandlung gewonnen wurde.

Es könnte möglich sein, daß Sie bei der Behandlung etwas zu heftig vorgehen. Wenn der Patient nervös und überarbeitet ist und äußerst empfindliche Reflexe zeigt, so dürfen Sie beim ersten Mal nur einen leichten Druck anwenden. Wiederholen Sie die Behandlung nicht zu oft hintereinander, nicht öfter als zweimal in der Woche, wenn es sich um einen solchen Fall handelt.

Reflexe in Händen und Füßen

Wie in unseren Füßen haben wir auch in unseren Händen die gleiche Anzahl, die gleichen Zentren derselben Reflexzonen. Es ist nur schwieriger, sie ausfindig zu machen, denn sie prägen sich nicht so deutlich aus. Die tägliche Arbeit, die unsere Hände strapaziert, vermindert die Empfindlichkeit, die wir sonst bemerken könnten.

Wir kleiden unseren Fuß sorgfältig in einen Schuh ein, der einen gewissen Teil der natürlichen Bewegung verhindert, die sonst vorhanden wäre, wenn wir ständig in der alten primitiven Weise barfuß gingen, wie es uns von Natur aus zugedacht war.

Man hat errechnet, daß ein normales Fußpaar täglich für seinen Besitzer eine Last von mindestens zehn Waggon Kohlen an Gewicht hebt. Das vergessen wir und wundern uns dann, warum so viele Menschen heutzutage über Fußbeschwerden klagen.

Die Natur plante, daß wir zu Fuß gehen, unsere Füße biegen, krümmen, und auch gelegentlich schnell laufen sollten, um den Blutvorrat frisch und den Blutkreislauf normal zu halten, der jeden Augenblick durch jedes Verbindungsstück und in jede äußerste Nervendung unserer Füße strömen soll.

Aber wenn wir zulassen, daß sich in unserem Blutstrom ein Übermaß an Säure bildet, wachsen die Kalziumablagerungen an. Dann bilden sich in den Nervendungen Säurekristalle, die Eiskristallen ähneln, wenn man sie unter dem Mikroskop betrachtet. Sie behindern die normale Blutzufuhr zu den verschiedenen Körperteilen.

Beständige Bewegung

Unser gesamter Körper, Lungen, Herz, Leber, Nieren, Därme usw., befinden sich in ständiger Bewegung. Sie erfüllen Tag und Nacht hindurch ihre für sie bestimmten Aufgaben, solange sie vollkommen gesund sind.

Die natürliche Muskeltätigkeit eines jeden Organs liefert

ihren Beitrag, die gesamten Nervenkanäle von allen schädlichen Verstopfungen freizuhalten. Aber wenn irgendein Teil träge, schwach oder irgendwie verletzt ist, verlangsamt sich seine normale Muskeltätigkeit derart, daß sich die Spitzen der Nervendungen verstopfen. Selbst wenn sie sich nur leicht verstopfen, kann es schon genügen, den Blutstrom zu hemmen und das betreffende Organ wieder mit frischem Blut zu versorgen.

Der Daumendruck, der auf diese Kristalle in den Nervendungen einwirkt, verursacht die starken Schmerzen in den Reflexen während der Behandlung. Sobald sie durch den Prozeß der Massage aufgelöst werden, trägt das Blut die Kristalle allmählich mit sich fort, wenn es dreimal in der Minute in seinen Kreislauf von den Füßen zurück zum Herzen fließt.

Massieren Sie langsam mit rotierender Bewegung; massieren Sie mehr mit der Daumenspitze als mit dem Daumenballen! Wenden Sie einen starken Druck an, aber zugleich spielerisch zunächst, und lassen Sie dann allmählich in dem Maße, wie es der Patient ertragen kann, den Druck anwachsen. Der Daumennagel sollte kurzgeschnitten sein. Man wird sich oft mit der Frage an Sie wenden, zu zeigen, daß es nicht der Daumennagel ist, der dem Patienten so starke Schmerzen verursacht, wenn Sie mit festem Druck auf die Nervendungen einwirken, in denen sich kristalline Ablagerungen gebildet haben. Denken Sie immer daran, die Verhaltensweise des Patienten im Auge zu behalten. Hierdurch erkennen Sie auch den Augenblick, in dem Ihr Daumen die irritierten kristallgefüllten Nervendungen berührt.

Lage der Reflexe

Setzen Sie sich dem Patienten gegenüber, der auf einer Couch oder auf einem Tisch liegen sollte und zwar etwas höher als der Hocker oder Stuhl, auf dem Sie sitzen, und nehmen Sie seinen linken Fuß in die rechte Hand. Halten Sie ihn mit festem Griff. Umfassen Sie dann mit der linken Hand zwischen Daumen und Zeigefinger die schmalste Stelle, die sich ungefähr zwischen Zehenansatz und Ferse befindet.

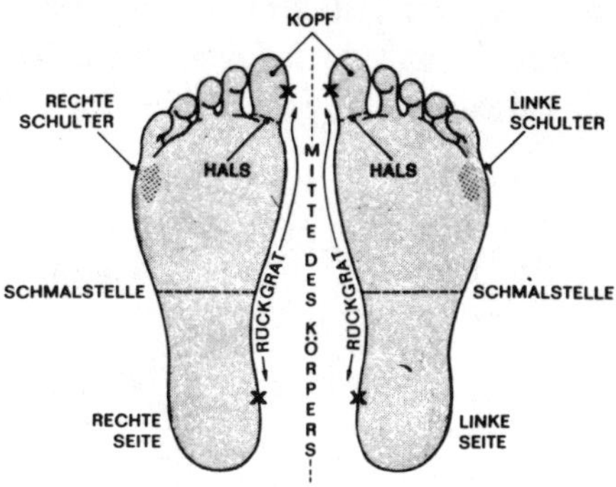

Abbildung 2
Verhältnis des Körpers zu den Füßen

Die Schmalstelle soll für die Gürtellinie des Körpers stellvertretend sein, wie es Abbildung 2 zeigt. Im gleichen Verhältnis, wie sich die Organe in der linken Körperseite ober- und unterhalb dieser Linie befinden, kann man auch auf der Fußsohle des linken Fußes den Reflex finden, der auf die verschiedenen Teile in der linken Körperseite wirkt. Der rechte Fuß strahlt in der gleichen Weise auf die rechte Körperseite zurück. Wir finden den Reflex für das Herz im linken Fuß, für die Leber im rechten, usw. Da wir zwei Nieren haben, hat auch jeder Fuß einen Reflex zu der Niere auf der betreffenden Körperseite; die rechte Niere hat ihren Reflex im rechten Fuß, die linke im linken Fuß.

Der Reflex für den »ansteigenden« Dickdarm befindet sich im rechten Fuß, wie auch für die rechte Hälfte des »querlaufenden« Dickdarms, der durch den Unterleib von rechts nach links gerade unterhalb der Gürtellinie des Körpers links in den Unterleib zurückführt, wo er sich unterhalb der Milz in einer Kurve nach unten windet. Hier ist er als der »absteigende« Dickdarm bekannt. Von da an, wo er die Körpermitte verläßt, hat er seinen Reflex im linken Fuß.

Zum Beispiel wird ein Patient mit Beschwerden im Dickdarm oder sogar einem trägen Dickdarm beim leichtesten Druck auf diese Stelle in der Schmalseite des Fußes zusammenzucken.

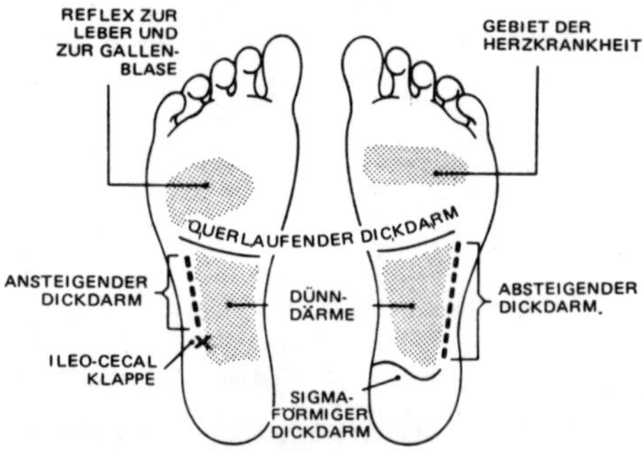

Abbildung 3

Um nun feststellen zu können, ob ein Teil des Dickdarms mehr als ein anderer in Mitleidenschaft gezogen wurde, beginnen Sie mit dem linken Daumen, und zwar mit festem Druck, gerade oberhalb der Ferse am rechten Fuß, wie es Abbildung 3 zeigt. Drücken Sie auf jede Stelle von der Seite zur Mitte hin und an der Schmalseite des Fußes entlang, wie wir es erklärt haben. Dann nehmen Sie sich den anderen Fuß vor und verfahren Sie mit ihm in der gleichen Weise, indem Sie der Mittellinie zur linken Fußkante und an der linken Fußkante hinunter dem Lauf des »absteigenden« Dickdarms folgen.

Durch die Stelle, die besonders empfindlich ist, erfahren Sie, wo die Stauung am stärksten ist. Stauung wird sich als Krankheit auswirken.

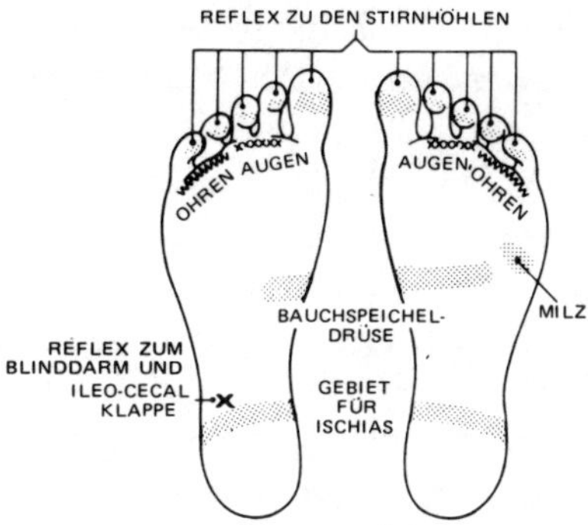

Abbildung 4

Der Blinddarm

Sie wissen, wo sich der Blinddarm befindet, nämlich unterhalb auf der rechten Seite des »ansteigenden« Dickdarms. Er ist eine enge, wurmähnliche Röhre, die drei bis sechs Zoll lang ist und keine bestimmte Stellung einnimmt. Da er auf der rechten Seite unterhalb der Gürtellinie des Körpers liegt, finden Sie auch den Reflex zu diesem kleinen Organ unterhalb der Schmalstelle des rechten Fußes, zur Fußkante hin, gerade oberhalb der Ferse, wie es Abbildung 4 zeigt.

Wenn irgendwelche Anzeichen für eine Blinddarmentzündung bestehen, so äußern sie sich in einer besonderen

Schmerzempfindlichkeit, wenn Sie mit Ihrem rechten Daumen auf diese Stelle einen festen Druck ausüben. Aber mit wenigen Behandlungen können Sie diese beseitigen.

Ich erzielte wunderbare Erfolge in einer Vielzahl von Fällen, in denen es fast sicher schien, daß nur eine Operation Abhilfe schaffen konnte. An einen besonderen Fall erinnere ich mich, wo ein gewisser Herr P. von der Arbeit zu sofortiger Operation zum Hospital gebracht worden war. Der Patient überredete den Arzt, ihm zu gestatten, nach Hause zurückzukehren, um durch die besondere Art der auf den Reflex im Fuß angewandten Druckmassage Heilung zu finden.

Unter sorgfältiger Aufsicht ging man ans Werk. Als die Empfindlichkeit des bestimmten Fußreflexes völlig verschwunden war, hörten auch das Unwohlsein und die Schmerzen in der Blinddarmgegend auf. Gegenwärtig geht Herr P. wieder seiner Arbeit nach und fühlt sich wohl. (Das bedeutet aber nicht, daß in einem akuten Fall nicht ein dafür zuständiger Arzt aufgesucht werden sollte.)

Ileo-Cecal-Klappe

Fast an derselben Stelle, an der der Blinddarm liegt, finden wir, was uns unter dem Namen Ileo-Cecal-Klappe bekannt ist, siehe Abbildung 4. Sie bildet den Zugang von den Dünndärmen zum Dickdarm, indem sie sich zum Dickdarm hin öffnet und ihn vor dem Reflex vom großen in den kleinen Darm schützt. Ob nun der Blinddarm oder die Ileo-Cecal-Klappe in Mitleidenschaft gezogen werden, ist schwer zu sagen, da beide fast an der gleichen Stelle liegen.

Wenn hier Störungen auftreten, beseitigen wir das Schmerzempfinden und lassen die Krankheitssymptome verschwinden. Sie brauchen sich nicht zu sorgen, ob nun der Blinddarm oder die kleine Klappe die Unruhestifter waren. Solange Sie zu den gewünschten Ergebnissen kommen und Heilung bringen, erfüllen Sie alles, was man von Ihnen erwartet.

Durch die Massage der erregten, mit Kristallen gefüllten Nervendungen wird dem Organ, das mit dem betreffenden empfindlichen Nerv durch den Reflex verbunden ist, ein Vorrat belebenden Blutes gegeben. Das überfüllte Gewebe wird entlastet und der Heilungsprozeß beschleunigt.

Dünndärme

Die Reflexe der Dünndärme findet man oberhalb der Fersenlinie und unterhalb der Schmalstelle jeden Fußes. Da die Dünndärme in einem Teil der ersten, zweiten, dritten und vierten Zone liegen, müssen wir sie von der Innenkante bis fast zur Außenkante des Fußes suchen. Die Reflexe der rechten Hälfte der Därme finden wir im rechten Fuß und die der linken Hälfte im linken Fuß, siehe Abbildung 3.

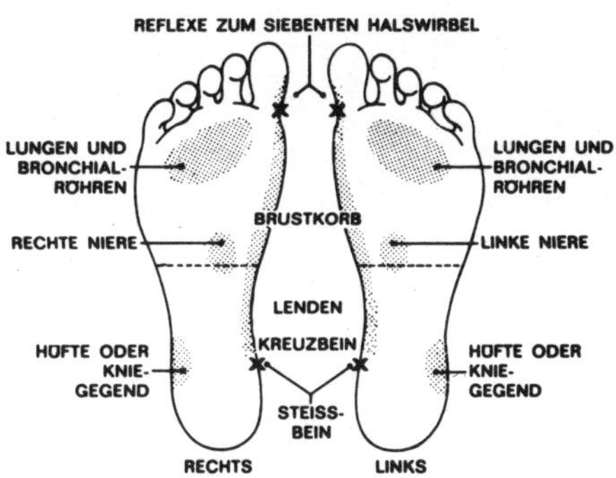

Abbildung 5

Magenreflexe

Der Magen befindet sich ein wenig oberhalb der Gürtellinie des Körpers fast in der Mitte, nur ein wenig mehr nach links. Seinen Reflex finden wir oberhalb der Schmalstelle des Fußes im rechten Fuß in der ersten, zweiten und dritten Zone und in der ersten, zweiten, dritten und vierten Zone im linken Fuß.

Lungen und Bronchialröhren

Da die Lungen und Bronchialröhren auf jeder Seite die gleichen sind, finden wir ihre Reflexe an der gleichen Stelle an beiden Füßen etwas unterhalb des Zehenansatzes, siehe Abbildung 5.

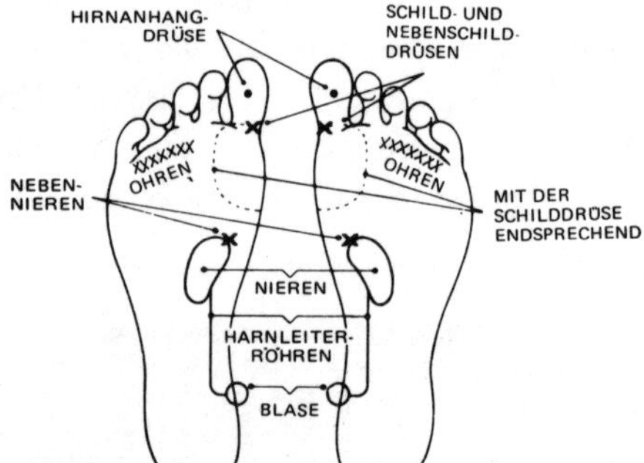

Abbildung 6

Lungenentzündung

Halten Sie das und auch die Stellung, wie sie Abbildung 21 zeigt, im Gedächtnis für den Fall, daß Sie bei Lungenentzündung gerufen werden, Erleichterung zu verschaffen. Druckmassage an dieser Stelle, die stets bei Lungenentzündung Hilfe verschafft, wird die Reizungen mildern. In einem akuten Fall arbeiten Sie bitte an keinem anderen Reflex ohne den Rat eines Arztes.

Die Gallenblase

Sie liegt in die Leber eingebettet rechts von der Körpermitte. Ihren Reflex finden Sie in dem rechten Fuß ein wenig unterhalb des Fußballens, wie es Abbildung 3 zeigt.

Die Nieren

Jede Niere hat ihren Reflex in der dritten Zone jeden Fußes, ungefähr in der Schmalstelle des Fußes. Siehe Abbildung 6.

Augen und Ohren

Wo und wie man den Reflex zu den Augen finden kann, zeigen Abbildungen 4 und 7; Sie finden ihn nämlich, wenn Sie mit der Hand den Fuß von der Zehenspitze zum Zehenansatz hinunterfahren (siehe Abbildung 6 und 27).

Die Blase

Da die Blase in der Körpermitte liegt, findet man den Reflex in der ersten Zone an der Innenseite jedes Fußknöchels (siehe Abbildung 6 und 27).

Die Milz

Die Milz ist ein weiches, zartes, sehr blutgefäßhaltiges, längliches flaches Organ, das das untere Ende des Magens umgibt, mit dem es durch das Magen-Milz-Darmnetz verbunden ist. Die Milz ist von ihm völlig umgeben, außer an dem Helium und dem Teil, an dem die Milz mit dem hängenden Band verbunden ist.

Die Oberfläche der Milz ist gewölbt und glatt und steht mit der Unterseite des Zwerchfelles in Verbindung, das sie auf der linken Seite von der neunten, zehnten und elften Rippe trennt. In Gestalt und Gewicht ist sie in verschiedenen Lebensperioden äußerlichen Veränderungen unterworfen. Die Milz eines Erwachsenen ist gewöhnlich fünf Zoll (12,70 cm) lang, drei bis vier Zoll (7,62 bis 10,16 cm) breit, eineinhalb Zoll (3,81 cm) dick und wiegt ungefähr sieben Unzen (198 g).

Die Milz und ihre Zonen

Diese Beschreibung gibt Ihnen eine Vorstellung von den Zonen, in denen die Milz liegt, so daß Sie keine Schwierigkeiten haben, den Reflex im linken Fuß zu finden. Denken Sie immer an ihre Lage zur Gürtellinie des Körpers und vergleichen Sie sie mit der Schmalstelle des Fußes. Sehr einfach können Sie dann den Daumen auf den Nervreflex der Milz setzen. Siehe Abbildung 4.

Ich möchte nicht behaupten, daß Sie stets aus seiner Empfindlichkeit schließen können, daß es sich um eine Störung in der Milz handelt, da wir andere wichtige Kontaktpunkte haben, die sehr dicht bei dem der Milz liegen.

Der Milz fast gegenüber liegt die Milzkrümmung, wo der querlaufende Dickdarm gerade vor und unterhalb der Milz im hypochondrischen Gebiet verläuft und eine Biegung nach unten unterhalb des unteren Endes der Milz macht. Sehr oft haben wir eine Störung in diesem besonderen Teil des Dickdarms.

Milz oder Dickdarm

Wo liegt die Störung?
Wenn der Patient dazu neigt, blutarm zu sein und auch die Diagnose des Arztes so lautet und Sie eine Empfindlichkeit an dieser Stelle vorfinden, können Sie sicher sein, daß es die Milz und nicht der Dickdarm ist, auf die Sie Ihre Aufmerksamkeit richten sollten. Es ist sogar möglich, daß beide krank sind, aber eines ist sicher: Sie heilen die Störung, was es auch immer sein mag, indem Sie jene Säurekristalle von den Nervenden entfernen, um diese Teile mit normaler Blutzufuhr zu versorgen.

Zellenerneuerung

Alte Zellen werden durch neue ersetzt. Sollte es sich bei der Störung um eine schädliche Blutarmut handeln, so wird es etwas länger dauern, zu guten Resultaten zu gelangen. Seien Sie daher nicht zu ungeduldig. Es nimmt Zeit in Anspruch, in einem Organ unseres Körpers alte Zellen durch neue zu ersetzen. Wir müssen daher warten, bevor wir perfekte Leistung verlangen, bis die Natur die alte Maschinerie gegen ein neues Modell eingetauscht hat. Sie erwarten auch nicht von einem alten Opel, daß er mit einem Mercedes konkurrieren könnte.

Blutarme Zustände

Ich kann mich an keinen einzigen Fall erinnern, wo diese besondere Stelle nicht äußerst empfindlich gewesen wäre, denn die Milz stellt die roten Blutzellen her. Wenn die Milz nun wegen irgendwelcher Verstopfungen, die ihre Blutzufuhr vermindern, nicht arbeitet, kann sie die für unser

Wohlbefinden so wichtigen roten Blutzellen nicht produzieren. Die Milz ist auch der Begräbnisplatz für die alten, verbrauchten Blutzellen, die durch das Naturgesetz wieder neu auferstehen. Sie werden dort begraben und trotzdem wieder neu hergestellt. Die Natur verwandelt die alten Zellen in neue rote Blutzellen.

Heilsame Diät

Man sollte stets daran denken, daß eine blutbildende Diät äußerst wichtig ist, die Blutarmut zu überwinden. Lassen Sie sich in dieser Diät von einem dafür zuständigen Nahrungsspezialisten beraten und wenden Sie gleichzeitig Druckmassage an. Ihre Bemühungen werden mit bemerkenswerten Ergebnissen belohnt.

Die Augen

Wir finden heutzutage viele Menschen, deren Augenlicht irgendwie behindert ist, vielleicht handelt es sich dabei nur um Astigmatismus, vielleicht um einen etwas kraftlosen Augapfel oder um etwas, das leicht durch das Tragen einer Brille behoben werden könnte.

Unheilbare Fälle

Wir kennen aber auch jene bedauernswerten Menschen, die irgendeine Art Augendefekt geerbt haben, der nie geheilt werden kann. Wir können nicht versichern, daß diesen Personen durch diese oder jene Methode geholfen werden könnte. Jedoch haben wir herausgefunden, daß einige Fälle wesentlich verbessert werden können, sogar eine Art grüner

Star, ein Fall, bei dem sich die Augäpfel verhärten. Hervorgerufen wird er durch Flüssigkeit, die sich in zu großen Mengen bildet und dann die Augenhäute so sehr weitet, daß übermäßige Spannung und Härte mit teilweiser oder sogar völliger Blindheit eintreten.

Bericht eines Krankheitsfalles

Erfolgreich bei grünem Star:
Ich hatte einen solchen Fall, der allem Anschein nach und auch der Diagnose des behandelnden Arztes entsprechend völlig geheilt schien.

Herr S., ein Mann von ungefähr 45 Jahren, hatte allen Mut verloren, nachdem er von verschiedenen Spezialisten gehört hatte, daß es sich bei ihm nur noch um eine Frage der Zeit handele, daß er sein Augenlicht verlieren würde. Man hatte ihm geraten, nicht mehr zu lesen oder die Augen sonstwie unnötig anzustrengen, um seine Sehkraft etwas länger zu erhalten.

Als ich seine Füße untersuchte, fand ich keine empfindliche Stelle außer dem Reflex zu den Augen, den man zwischen dem zweiten und dritten Zehenansatz und noch etwas unterhalb davon findet, wie es die Abbildungen 4 und 7 zeigen.

Nehmen wir an, Sie arbeiten am linken Fuß, indem Sie stets dem Patienten gegenüber sitzen. Fassen Sie nun die Außenkante des Fußes mit ihrer Hand, setzen Sie den Daumen auf die Fußsohle, umfassen Sie den Fuß an der Spitze mit Ihren Fingern und fahren Sie nun mit dem rechten Daumen, bei den Zehenwurzeln angefangen, den Fuß hinunter. Sie gelangen so zu dem Reflex, der tief unten zwischen dem Zehenansatz und um den Zehenansatz der zweiten und dritten Zehe herum liegt.

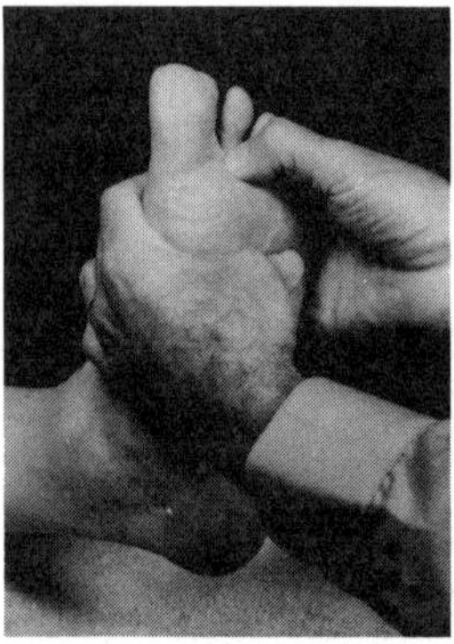

Abbildung 7
Beste Stellung zum Auffinden des Ohren- und Augenreflexes

Vielleicht ist es nötig, daß Sie den ersten Finger der rechten Hand benutzen müssen, um seine genaue Lage zu entdecken. Geben Sie zumindest nicht auf, bis Sie es äußerst sorgfältig mit beiden Händen versucht haben. Vielleicht ist es sogar nötig, daß Sie genau das Gegenteil von dem machen, was oben angegeben war, daß Sie nämlich den Fuß in Ihrer rechten Hand halten und den Daumen und Zeigefinger der linken Hand für die Massage benutzen.

Diese Methode der Massage wurde bei dem grünen Star des oben erwähnten Herrn S. ununterbrochen jeden Tag angewandt. Ich konnte nur einmal in der Woche Herrn S. sehen, da er in einer anderen Stadt wohnte. Ich gab Frau S. genaue Anweisungen, meinen Anordnungen gewissenhaft zu folgen, diesen Reflex täglich zu massieren.

Nach einer gewissen Zeit suchte Herr S. seinen Spezialarzt wieder auf, der ihm gestand, daß er sich an keinen Fall erinnern könnte, in dem sich der Zustand eines Patienten so sehr durch Tropfen gebessert habe, die er ihm zur Erleichterung seines Zustands verschrieben hatte.

Später suchte er denselben Spezialisten noch einmal auf, der diesmal meinte, nie einen Fall gekannt zu haben, bei dem das Leiden durch den Gebrauch dieser Tropfen völlig geheilt worden sei. Die Wahrheit aber war, daß Herr S. die Tropfen nicht ein einziges Mal mehr angerührt hatte, seit dem Augenblick, an dem die Massage bei ihm angewandt worden war.

Da er den Spezialisten nicht verletzen wollte, wurde der Fall nicht weiter diskutiert. Herr S. erhielt nur den Rat, die Tropfen nicht weiter zu benützen, da der grüne Star offensichtlich verschwunden war.

Die Augen und ihre Blutzufuhr

Wenn es sich um irgendeine Störung der Augen handelt, die durch ein körperliches Leiden verursacht wurde, denken Sie immer daran, daß die Stelle zwischen den Zehen sehr empfindlich ist, Sie dieser Situation aber abhelfen können, indem Sie nämlich die Kristalle wegschaffen und den normalen Blutkreislauf wiederherstellen.

Eine Empfindlichkeit an dieser wie an jeder anderen Stelle bedeutet, daß die Augen von der ihnen zugedachten Blutzufuhr, die Gesundheit und Lebenskraft für jeden Körperteil bedeutet, ausgeschlossen sind. Wenn die Augen brennen oder jucken, können Sie durch diese Behandlung schnell Abhilfe schaffen.

Die Ohren

Wir fanden heraus, daß auch bei Ohrenleiden großartig geholfen werden kann. Damit soll aber nun nicht behauptet sein, daß sich diese Behandlungsmethode auf alle Arten von Taubheit anwenden läßt.

Taubheit, wie auch Blindheit, kann durch verschiedene Umstände verursacht werden, die es menschlicher Kraft unmöglich machen, sie zu heilen. Aber wir können von unseren früheren Erfahrungen nur wiederholen, wie sehr diese Methode Hunderten von Menschen zu besserem Hören verholfen hat. Folgen Sie sorgfältig den Anweisungen, die zur Behandlung der Ohren gegeben werden.

Der Vorgang ist praktisch der gleiche, soweit es die Stellung, den Fuß zu umfassen und zu halten, anbetrifft. Nur befindet sich der Reflex für die Ohren zwischen der dritten und vierten Zehe, während wir für die Augen hauptsächlich zwischen der zweiten und dritten Zehe arbeiten.

Suchen Sie auch zwischen der vierten und fünften Zehe nach dem Reflex für die Ohren; mit anderen Worten, suchen Sie so lange, bis Sie die empfindliche Stelle gefunden haben. Es ist nicht ratsam, irgendeiner bestimmten Regel zu folgen, um diese Reflexe ausfindig zu machen. Man kann unmöglich genau sagen, in welcher Zone sich die Störung befindet, die die Taubheit verursacht. Bei manchen ist es so, bei anderen völlig anders.

Überraschende Resultate

Ich möchte das Gute, das durch diese Behandlung erreicht werden kann, nicht überschätzen, aber ich kann sagen, daß Sie genau so wie ich von den erstaunlichen Resultaten überrascht sein werden, zu denen Sie gelangen, und zwar gerade da, wo Sie sie es am wenigsten erwarten; besonders, wenn es sich um Taubheit handelt, die durch Schnupfen hervorgerufen wurde, was sehr häufig der Fall ist.

Dicke Mandeln oder Halsschmerzen

Da kommt nun ein Patient zu Ihnen, um Sie wegen Halsschmerzen oder dicker Mandeln um Hilfe zu bitten. Wo am Fuß glauben Sie, den Reflex für den Hals zu finden?

Da wir den Reflex für Störungen im Kopf im fleischigen Teil der großen Zehe finden, finden wir auch dort den Reflex für den Hals, und zwar am Ansatz der großen Zehe oder etwas oberhalb davon, wo er mit dem Fuß verbunden ist, wie es Abbildung 8 zeigt.

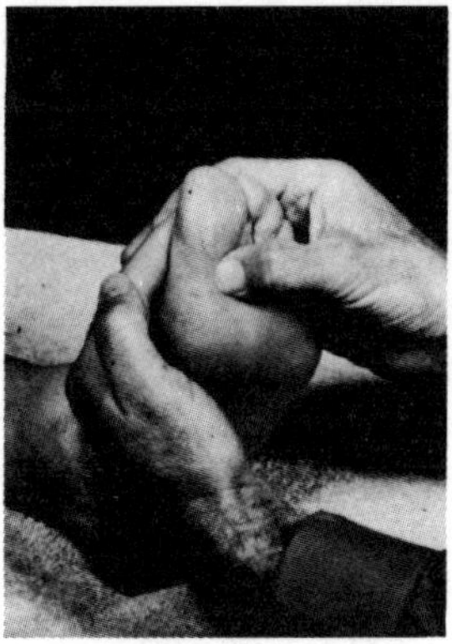

Abbildung 8
Stellung zur Massage des Reflexes am Hals

Halten Sie sich einen Moment vor Augen, daß der Hals jener Teil ist, der den Kopf mit dem Körper verbindet. Genauso werden wir auch den empfindlichen Reflex für den Hals in dem Teil der Zehe finden, wo er mit dem übrigen Fuß verbunden ist. Vielleicht ist es daher notwendig, für den größeren Teil der Bearbeitung dieses Reflexes den Zeigefinger zu gebrauchen, da Sie über die Zehenspitze zu der

Seite, die der zweiten Zehe gegenüber liegt, herumreichen müssen. Hier ist nur geringer Druck erforderlich, und zwar nicht mehr als mit dem Zeigefinger leicht erreicht werden kann. Den Daumen können Sie zur Bearbeitung der Unterseite der großen Zehe benutzen.

Denken Sie daran, daß die Lage der empfindlichen Stelle um die große Zehe herum, die Sie bearbeiten, von gerade den Teilen des Halses abhängt, die am stärksten verstopft sind.

Stellung zum Erreichen des Reflexes für den Hals

Wenn die Störung oder Stauung im Hals durch eine übermäßige Menge von Giftstoffen im Körper verursacht wurde, werden Sie keinen Erfolg erzielen, bevor sich der Zustand gebessert hat, aber wenn diese Störung von einer Erkältung oder Halsschmerzen herrührt, ist sie nicht zu hartnäckig, und Sie werden staunen, was die Natur tun kann, wenn ihr die zustehende Menge an gutem Blut zugeführt wird, um Instandsetzungsarbeiten zu verrichten.

Staunen werden Sie auch, wie schnell ein steifer Hals bei Anwendung der Druckmassage um die große Zehe herum kuriert werden kann.

Ich hatte eine Anzahl von Fällen, wo die Steifheit geradezu hinwegschmolz. Patienten kamen in meine Praxis, unfähig, den Kopf zu bewegen, und verließen sie wieder ganz normal.

Stirnhöhlenentzündung

Dieser quälende Schmerz und Unwohlsein im Kopf sind sowohl für den Patienten als auch für den behandelnden

Arzt sehr verwirrend. Es wird von einigen als das bezeichnet, das einst unter dem Namen Kopfkatarrh bekannt war.

Zeitweilige Besserung

Die verschiedenen Arten örtlicher Behandlung können nur zeitweilig etwas Besserung verschaffen. Sie verbessern die Wirkung, ohne die Quelle der Krankheit zu zerstören.

Die Ursache aller unserer Leiden und Schmerzen sind Spannungen, ob es nun Kopfschmerzen oder Zehenschmerzen sind. Sie sind auch der Grund für die Stirnhöhlenentzündung. Wenn es Ihnen schwerfällt zu glauben, versuchen Sie es bitte mit dieser Methode und sehen Sie dann selbst, ob das, was ich Ihnen hier sage, wahr ist oder nicht.

Empfindlichkeit der Zehen

Da die Stirnhöhlenentzündung im Kopf auftritt, finden wir auch ihren Reflex in den zehn Zehen. Wo die Stauung sehr stark ist, ist es interessant, die Empfindlichkeit zu bemerken, die Sie auf den Zehen und um die Zehen herum finden. Sie können diese Empfindlichkeit besonders feststellen, wenn Sie auf den Ansatz oder die Wurzel jeder Zehe drükken, wie es die Abbildungen 4 und 9 zeigen, nämlich von der Außen- und Innenkante der Zehe her auf den Ballen aller zehn Zehen.

Auch die Kanten sind dann besonders empfindlich und, während Sie mit dieser Methode beständig fortfahren, achten Sie auf die Ergebnisse. Besserung tritt nicht augenblicklich oder über Nacht ein. Es dauert etwas, und zwar hängt die Zeitdauer völlig von der Lebenskraft ab, auch von der Empfindlichkeit und der Länge der Zeit seit dem Bestehen des Zustandes.

Ursache und Wirkung

Wenn diese Stirnhöhlenentzündung nun von einem Katarrh im Körper verursacht wird, ein Fall, bei dem die Natur kämpft, eine Übersäure im Körper zu überwinden, tun wir gut daran, zu versuchen, diesem Zustand abzuhelfen; die Ursache dieses Zustandes haben Sie vielleicht schon durch die Entdeckung eines empfindlichen Reflexes herausgefunden, der anzeigt, welcher Teil oder welche Teile erkrankt sein können.

Die Natur erfüllt ihren Teil

Die Natur, die sich in ständigem Kampf befindet, unnütze Materie aus unserem Körper zu entfernen, muß die toten, verbrauchten Körperzellen ständig durch neue ersetzen, die auf verschiedene Weise aus dem Körper ausgestoßen werden.

Ein wichtiger Weg, diese Giftstoffe aus dem Körper auszuscheiden, sind die Poren unserer Haut. Die Schleimhäute im Kopf und in der Nase und in der Stirnhöhle, die an diesen besonderen Stellen sehr dünn sind, geben der Natur eine Möglichkeit, sich dieser überflüssigen Anhäufung durch jene Kanäle leichter zu entledigen. Als Ergebnis dessen haben wir einen Ausfluß von der Nase her, sobald die Natur erfolgreich ist, die Giftstoffe auszustoßen. Wenn es aber stattdessen zu einer Stauung im Kopf kommt, wie in den meisten bekannten Fällen von Stirnhöhlenentzündung, dann ist diese Störung ernsthafter und schmerzvoller, und Sie werden länger auf gute Ergebnisse zu warten haben.

Aber lassen Sie sich nicht entmutigen, denn solange die geringste Empfindlichkeit in einer der großen Zehen anhält, kämpfen Sie immer noch mit der Stauung.

Wo nun die Stirnhöhlenentzündung andauert, wissen wir, daß der Körper noch mit dieser giftigen Säure, die eine schleimige Stauung bildet, überladen und nun beständig auf der Suche nach einem Mittel ist, sie unter geringstem Widerstand auszustoßen, nämlich da, wo die Schleimhäute am dünnsten sind.

Wirkungen einer Erkältung

Wenn Sie von einer Erkältung befallen werden, so denken Sie stets daran, daß dies die Art und Weise der Natur ist, giftige Säure aus dem Körper zu entfernen. Als Ergebnis dessen haben wir dann eine übermäßige Entladung durch die Nase und den Hals, weil die Säure hier ohne den geringsten Widerstand einen Ausgang finden kann.

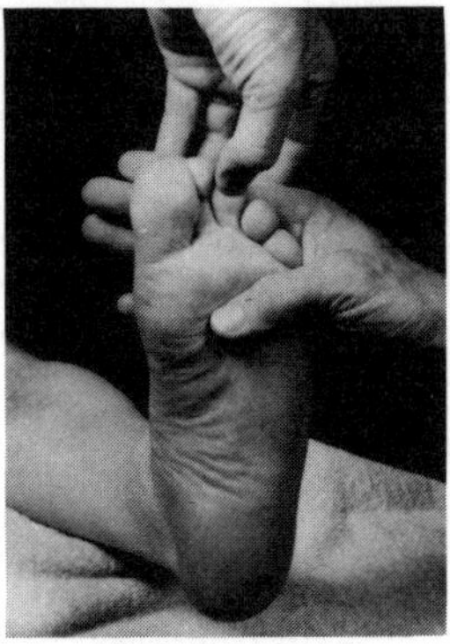

Abbildung 9
Stellung zur Massage des Reflexes zu den Stirnhöhlen

Die alte Methode, die Füße in heißes Senfwasser zu tauchen, ein heißes Dampfbad zu nehmen usw., geschah zu dem Zweck, die Poren des Körpers zu entspannen und zu öffnen, um der Natur beim Ausscheiden der Giftstoffe zu helfen.

Ärztliche Heilmethode

Unsere Ärzte bemühen sich heutzutage unter Anwendung von medizinischen Heilmitteln, die gleiche Wirkung, nämlich die Giftstoffe aus dem Körper auszuscheiden, durch den Gebrauch von Arznei als Entdeckung unseres modernen Zeitalters zu erreichen. Wenn sich der Kranke völlig von einer Erkältung erholt hat, werden Sie bemerken, wie wohl er sich nach der Körperreinigung fühlt.

Heuschnupfen

Wenn der Spätsommer naht, wird Ihnen sicher oft die Frage gestellt werden, ob Sie mit dieser Art der auf die Füße angewandten Druckmassage irgend etwas zur Besserung oder Befreiung von Heuschnupfen tun können.

Ich kann behaupten, daß Sie in der Tat überrascht sein werden, wie schnell Sie zu guten Ergebnissen gelangen, wenn Sie beständig bemüht bleiben, die Empfindlichkeit aller Stellen, die Sie auf und um alle zehn Zehen herum finden können, nach und nach abzumildern und aufzulösen.

Die Drüsen

Wir finden heutzutage so viele Menschen, die an verschiedenen Krankheiten leiden, deren Ursprung sich auf mangelhaft arbeitende Drüsen zurückführen läßt. Bedenken Sie, daß jeder Gedanke und jede Gefühlsbewegung eine Wirkung auf unsere Drüsen hat und entweder aufbauend oder zerstörend sind. Unsere Drüsen sind die Förderer unserer Gesundheit; jede Drüse strömt Absonderungen aus, deren Ergebnis, wenn sie im richtigen Verhältnis stehen, eine gute Gesundheit ist. Wenn daher irgendeine der sieben Hauptdrüsen im Körper ihre Funktion unterbricht, gerät unser gesamter Körpermechanismus in Unordnung.

Sie sollten daher stets daran denken, wie wichtig es ist, positiv zu denken. Wenn unsere Gedanken von Furcht, Sorgen, Angst oder Kummer erfüllt sind, lassen Sie uns unsere Gedankengänge auf eine andere Bahn lenken und durch hoffnungs- und stimmungsvolle, ermutigende, fröhliche Gedanken ersetzen. Wir müssen es tun, wenn wir uns hundertprozentig wohlfühlen wollen. Wenn Sie bedrückt sind, versuchen Sie, sich jenen zuzugesellen, die optimistisch sind und nur die Sonnenseiten des Lebens sehen. Unter denen zu sein, die Mut haben, wird uns helfen, mutiger und physisch und geistig anziehender zu wirken.

Unser Erfolg im Leben hängt von unserer Fähigkeit ab, angenehme Persönlichkeit auszustrahlen, die allerdings völlig von unseren Gedanken und Gemütsbewegungen abhängt und davon, ob unsere Drüsen im richtigen oder falschen Verhältnis funktionieren.

Wir wollen nun fortfahren, die verschiedenen Arten der Tätigkeit zu besprechen, die die wichtigsten Mitglieder der Drüsenfamilie auszuführen haben. Wir wollen zunächst die Schilddrüse näher betrachten und von einigen der seltsamen Streiche berichten, für die diese Drüse verantwortlich gemacht werden kann.

Die Schilddrüse

Wenn die Schilddrüse ihre Tätigkeit einstellt, hört der Säugling auf zu wachsen und bekommt einen leeren, idiotischen

Gesichtsausdruck. Diese Drüse arbeitet gleichsam wie eine Art Generator und Akkumulator im Körper. Wenn wir unsere Batterie schwach werden lassen, werden wir müde und nehmen schnell an Gewicht zu, aber wenn sie überladen wird, verstärkt sich die Absonderung der Schilddrüse so sehr, daß der Patient nervös und reizbar wird, an Gewicht verliert und physisch völlig aus dem Gleichgewicht gerät. Sehr oft können wir diesen Zustand für unsere Nervenschwäche verantwortlich machen. Es dürfte ratsam sein, sich einer Stoffwechselprüfung zu unterziehen, um die Tätigkeit dieser Drüse zu überprüfen, aber es hat sich erwiesen, daß wir, was auch immer die Ursache sein mag, die Tätigkeit dieser äußerst wichtigen Drüse entweder anspornen oder abschwächen müssen. Gewöhnlich können wir durch die Reflexmethode, die aus einer Tiefenmassage auf den Fußreflex der Schilddrüse besteht, ein normales Verhältnis schaffen. Siehe Abbildung 6.

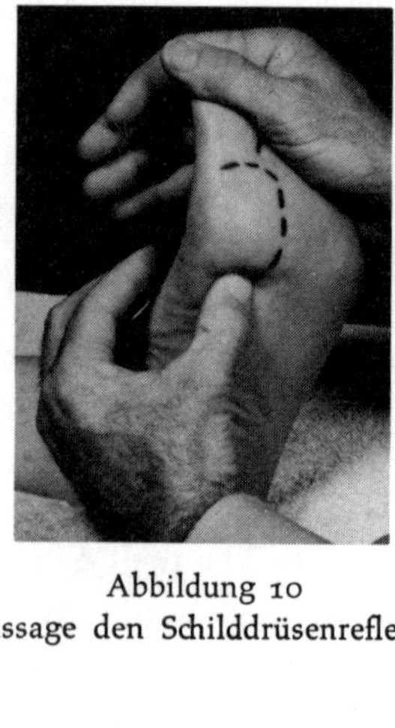

Abbildung 10
Stellung zur Massage den Schilddrüsenreflexen entsprechend

Dieser Reflex befindet sich hauptsächlich in der ersten und in der zweiten Zone jeden Fußes am Zehenansatz der großen Zehe. Er sitzt tief, und man kann nur zu ihm gelangen, wenn man die Daumenspitze benutzt, wie es Abbildung 10 zeigt.

In solchen Fällen, wo eine Stauung von der Schilddrüse zum Ohr führt, werden Sie empfindliche Stellen entdecken, wenn Sie mit hartem Druck zwischen der ersten und zweiten Zone, nämlich zwischen der großen und der zweiten Zehe entlangfahren. Sie werden mit Ihrer Massage auf diesen Reflex großen Erfolg haben.

Wir kannten Patienten, die wöchentlich ein Pfund zunahmen, bei denen die Drüse zu aktiv war und ihr Gewicht weit unter normal lag.

Vorstehender Kropf

Bei diesem Zustand des Kropfes, wie auch bei einem einfachen Fall von Kropf, vergrößert sich die Schilddrüse, der Pulsschlag wird schneller; die Augen stehen vor, der Körper magert ab und wird sehr schwach. Ein nervöser Zustand ist die Folge. Das Anwachsen selbst mag kaum bemerkbar sein, jedoch kann es eine Menge Unheil anrichten. Ein Bearbeiten des Schilddrüsenreflexes würde daher bei vorstehendem Kropf Hilfe bringen.

Wir haben oft den Fall, daß dieser Zustand durch Niedergeschlagenheit, Kummer oder Enttäuschung verursacht wurde. Ohne Zweifel können Sie sich, genau so wie ich, an viele Fälle dieser Art erinnern, die ihren Ursprung in einer vereitelten Liebesaffäre hatten, in dem ein unterdrücktes Verlangen eine bestimmte Wirkung auf diese besondere Drüse hatte und so ihre normale Funktion beeinträchtigte.

In einem solchen Fall Besserung zu schaffen, mag länger

dauern, wenn Sie nicht auf irgendeine Art und Weise erfolgreich sind, die geistige Haltung des Patienten zu ändern oder ihn davon zu überzeugen, daß es für eine völlige Genesung notwendig ist, seine Aufmerksamkeit aufbauenden Gedanken zuzuwenden.

Der Hirnanhang (Hypophyse)

Von einigen wird der Hirnanhang als die Hauptdrüse betrachtet, da er einen starken Einfluß auf den Rhythmus des Herzens hat, auf die Nebennieren und Schilddrüsen, um dem ganzen Körper Energie zu geben. Der Hirnanhang entlädt gewisse Hormone, die eine wichtige Rolle für unseren Lebensverlauf spielen, direkt in den Blutstrom. Er reguliert unser Wachstum und lenkt bis zu einem gewissen Grade die Zuckerbildung in unserem Körper.

Ein überaktiver Hirnanhang ist der Grund für riesenhaften Wuchs, ein passiver Hirnanhang für zwerghaften. Wenn er nicht richtig funktioniert, kann man nicht wissen, was für eine Art Ungeheuer produziert werden könnte.

Professor Borgas, ein russischer Chirurg aus Rastov, UdSSR, bewies auf dramatische Art und Weise die wachstumsbildende Kraft des Hirnanhanges. Von dem Gehirn eines jungen Mannes, der eine Stunde vorher durch einen Autounfall ums Leben gekommen war, schnitt Dr. Borgas den Hirnanhang ab und verpflanzte ihn in den verkümmerten Körper eines fünfzehnjährigen Mädchens, das nur 3 Fuß (91,44 cm) groß war. Sechs Monate später war das Mädchen schon 6 Zoll (15,24 cm) gewachsen.

Dr. James Hatton hatte guten Erfolg, zu hohen Blutdruck herabzusetzen, indem er äußerst sorgfältige Bestrahlung auf den Hinterkopf und die Nieren, genauer gesagt, auf den Hirnanhang und die Nebennieren des Patienten anwandte.

Wenn durch Bestrahlung gute Ergebnisse erreicht werden können, dann wissen wir auch, daß durch jede Methode, die die Blutzufuhr zu dem jeweiligen Gebiet verbessert, gute Ergebnisse erreicht werden können. Nehmen wir an, daß diese Drüse sich als Folge einer Blutstauung vergrößert und für die Nische, in der sie ruht, zu groß würde. Die Folge davon wären Kopfschmerzen. Ich will damit nicht behaupten, daß jede Art von Kopfschmerzen von einem anormalen Hirnanhang herrühren, aber diese Drüse kann eine Menge Unheil anrichten.

Eine Geschichte, die die Füße erzählt haben

Vielleicht wird es Sie interessieren, wenn ich von einem Erlebnis berichte, das ich an einem Sommertag mit einem ehemaligen Titelverteidiger im Ringen hatte, der seine Frau zu meiner Praxis begleitete. Herr G. stand mit einem übertriebenen Ausdruck von Skepsis neben mir, indem er seine Frau kritisierend fragte, ob denn das Zusammenzucken nötig sei, als ich die äußerst empfindlichen Fußreflexe seiner Frau massierte. Ich bemühte mich, ihm die Ursache als eine Empfindlichkeit in den Nervenden zu erklären. Herr G. versicherte mir vertrauensvoll, ich würde keine empfindlichen Stellen in seinen Füßen finden können und fügte hinzu: »Ich möchte gerne den sehen, der mich zusammenzucken läßt.«

Da er seiner äußeren Erscheinung nach völlig gesund schien, hatte ich keine Ahnung, ob ich in der Lage wäre, ihm das Gefühl eines empfindlichen Reflexes zu beweisen. Nachdem ich die Massage an Frau G. beendet hatte, bestand diese darauf, daß ich auch an den Füßen ihres Mannes die verschiedenen Reflexe ausprobieren sollte. Als ich nun ans Werk ging, fand ich nirgendwo eine empfindliche Stelle, bis ich bei dem Reflex für den Hirnanhang, den Sie auf Abbildung 6 und 11 sehen, angelangt war. Als ich diese Stelle erreicht hatte, zuckte er nicht nur zusammen, sondern sprang fast vom Tisch herunter und schrie in sehr deutlicher Weise, daß es »wirklich sehr weh tat«. Um meine Entdekkung zu bekräftigen, wollte ich sicher sein, daß die gleiche empfindliche Stelle in der Mitte jeder der beiden großen Zehen existierte, und dann erst wagte ich ihn zu fragen, ob er je unter Kopfschmerzen gelitten habe.

Er antwortete mir, daß es fast unmöglich sei zu beschreiben, unter welch heftigen Kopfschmerzen er schon gelitten hätte. Es war fast unglaublich, welche Mengen von Aspirin er schon eingenommen hatte. Und jetzt kommt der unglaublichste Teil der Geschichte: Bei seinem dritten Besuch in meiner Praxis waren die empfindlichen Stellen völlig wegmassiert worden. Dies geschah vor einem Jahr. Seit dieser Zeit sind die Kopfschmerzen nicht wieder aufgetreten. Um meine Aussage bekräftigen zu können, habe ich vor einer Woche mit Herrn und Frau G. Rücksprache genommen. Wenn irgendjemand dazu neigt, die Wahrheit dieses Experimentes zu bezweifeln, so möchte ich ihm gern ihre Anschrift geben.

Wenn Sie, wie ich bereits zuvor gesagt habe, diese Art der Druckmassage, wie sie in diesem Buch angegeben ist, vorschriftsmäßig anwenden, werden Sie ohne Furcht vor erfolgreichem Widerspruch bestätigen können, daß Blutstauung im Kopf wie auch in irgendeinem anderen Teil des Körpers oft durch diese Methode der Massage an gewissen Fußstellen behoben werden kann.

Stauung

Der Hirnanhang ist eine der kleinsten Drüsen; er ist nur so groß wie eine Erbse, beträgt nur ungefähr ein Sechzehntel des Gewichts einer Unze (1 Unze = 28,3 g) und liegt vor der »medulla oblongata« in der Hirnanhangsgrube des Keilbeins.

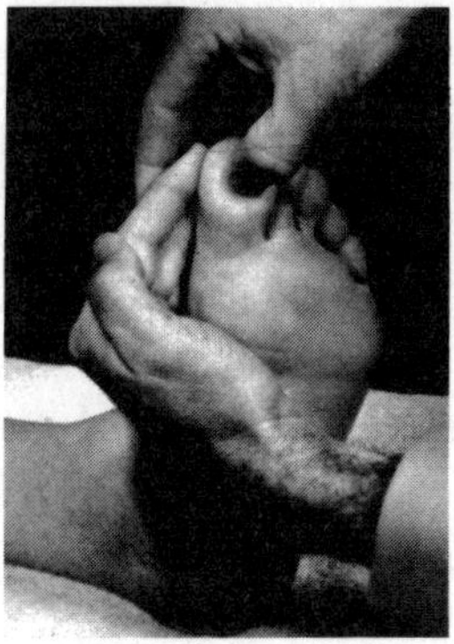

Abbildung 11
Stellung für die Massage des Reflexes zum Hirnanhang

Seine Hauptaufgabe ist es, für die Muskelstärke zu sorgen; ihn entfernen, würde den Tod bedeuten. Seine Absonderungen bleiben innerhalb des Körpers und werden auf natürliche Weise durch Aufsaugen in das Körpersystem geschafft. Jede Art von Reiz bewirkt, wenn Sie auf diese Drüse den Reiz ordnungsgemäß anwenden, Stärke und Gesundheit. Ich kenne kein besseres Mittel, diese Drüse anzuspornen, als die Reflexmethode der Zonentherapie, die wir hier zu Ihrem besseren Verständnis schildern. Achten Sie bitte auf die genaue Lage des Reflexes, wie sie auf Abbildung 6 und 11 gegeben ist.

Da diese Drüse in einer Furche am Fuße des Gehirns in einer knochigen Wiege gerade oberhalb der Nasenhöhle liegt, finden wir ihren Reflex in der Mitte der großen Zehe. Diese Stelle ist bei allen Fällen von Drüsenstörungen empfindlich, aber besonders dann, wenn es sich um Zucker handelt. Es mag zuerst etwas schwer sein, den Reflex aufzuspüren, aber beständiger Druck mit der Daumenseite wird ihn bestimmt ausfindig machen, und ein paar Minuten Aufmerksamkeit, die der Massage dieses Drüsenreflexes bei jeder Behandlung gewidmet werden, bringen oft geradezu erstaunliche Resultate.

Ein Krankheitsbericht

Wenn jemand an der Wirkung zweifelt, die durch eine Tiefenmassage erreicht wird, die auf die Mitte der großen Zehe (Reflex für den Hirnanhang) angewandt wird, so möge er folgenden Fall zur Kenntnis nehmen:

Herr H., ein Mann von 63 Jahren, hatte vier bis fünf Jahre lang unter heftigen Kopfschmerzen gelitten, die auf eine äußerst schwierige Operation an einem Gehirntumor zurückgingen. Die Diagnose lautete auf eine Art Krebs, und man hatte alle Hoffnung auf sein Weiterleben während oder nach der Operation aufgegeben. Wider allem Erwarten blieb er aber am Leben; er konnte wieder aufstehen und seine Zeit in seinem friedlichen kleinen Haus auf dem Lande verbringen; aber er war nie mehr völlig zufrieden, denn jede wache Minute quälten ihn hartnäckige Kopfschmerzen. Es war schwer, für einen so ernsthaften Fall wie diesen, der durch eine äußerst kritische Operation verursacht worden war, Abhilfe zu schaffen.

Weil die Schmerzen hauptsächlich auf der rechten Kopfseite aufgetreten waren, glaubte ich den Reflex zu jenem

Teil im linken Fuß zu finden, da sich gewisse Nervenreflexe auf dem Nacken kreuzen. Als ich leicht um die Spitze der großen Zehe um jede Seite herumfuhr, war dort die Empfindlichkeit besonders groß. Ich fuhr mit der Massage zehn Minuten lang fort, indem ich den Gesichtsausdruck des Patienten ständig im Auge behielt, um zu sehen, was für ein Druck angewandt werden mußte und wie tief er sein sollte, um dem Patienten nicht unnötige Schmerzen zu bereiten. Ich erkannte, daß diese Empfindlichkeit das Ergebnis einer Stauung war, die aufgelöst werden mußte, bevor sich überhaupt Besserung zeigen konnte. Auch konnte ein Fall jener Art möglicherweise eine Stauung in Hals und Schulter auf jener Körperseite bedeuten. Daher suchte ich auch noch den Reflex für die Schulter, wie es Abbildungen 2 und 20 zeigen, und fand auch diesen so empfindlich, wie den zum Kopf. Kurze, beständige Massagen auf den Ansatz der kleinen Zehe hatten unmittelbare Besserung zur Folge. Nach der dritten Behandlung wandte sich Herr H. seiner Frau zu und sagte unter Freudentränen: »Minna, zum ersten Mal seit fünf Jahren habe ich keine Kopfschmerzen mehr.« Im darauffolgenden Sommer schon ging er wieder seiner Gartenarbeit nach.

Eine andere Störungsquelle, die sein Wohlbefinden sehr beeinträchtigte, war eine vergrößerte Vorsteherdrüse, die nicht nur seine Nervosität steigerte, sondern auch seine Nachtruhe störte, weil er jede Nacht sechs- bis achtmal aufstehen mußte, um Harn zu lassen.

Hilfe brachte eine Massage am Reflex zur Vorsteherdrüse, den man auf halbem Wege zwischen dem Fußknöchel und der Fersenkante findet, wie es Abbildung 12 zeigt.

Lassen Sie die Ferse des linken Fußes auf der Handfläche Ihrer linken Hand ruhen, fassen Sie dann den Fußknöchel mit Ihrer rechten Hand und versuchen Sie, den Reflex durch

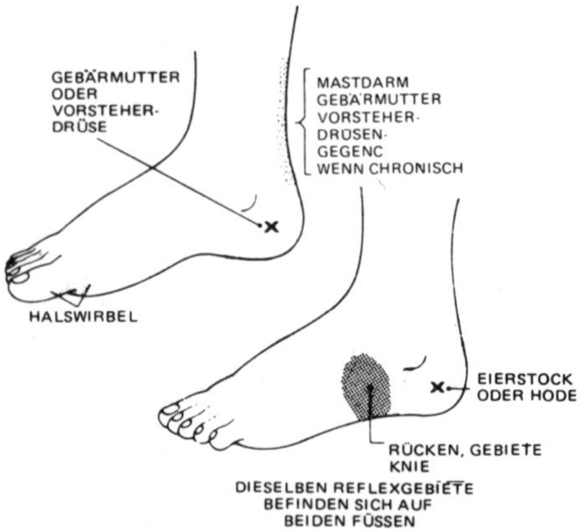

Abbildung 12

eine feste rotierende Bewegung des zweiten und dritten Fingers zu fassen. Wenn Sie Ihre Hand von der entgegengesetzten Seite her durch den Daumen und den natürlichen Griff des Fußknöchels stillhalten, geben Sie den Fingern zur Massage an diesem speziellen Teil oder um diesen Teil herum freie Bewegung. Es mag ein wenig dauern, den empfindlichen Reflex ausfindig zu machen, aber bedenken Sie, daß immer da, wo es sich um einen anormalen Zustand dieser Drüse handelt, eine Blutstauung mit Kristallbildung in den Nervenden vorhanden ist. Das ist es nämlich, wonach Sie suchen und was Sie unterbrechen wollen, indem Sie die Stauung auflösen und den freien und normalen Blutkreislauf wieder herstellen, damit die Natur den kranken, beschädigten Teil wieder kurieren kann. Sie bittet uns nur, ihr die Möglichkeit dazu zu geben.

Genauso wie ein Mensch, unsachgemäß ernährt und nach den lebensnotwendigen Dingen Hunger leidend, unfähig wäre, tüchtig zu arbeiten, so ist es auch mit den verschiedenen Teilen unseres Körpers. Wenn wir irgendeinen Teil des Blutkreislaufes durch Kalzium oder kristalline Ablagerungen blockieren, erschöpfen wir die Funktionen jener speziellen Drüsen und der mit ihnen verbundenen Glieder.

Die Bauchspeicheldrüse

Gestalt und Lage

Die Bauchspeicheldrüse ist eine komplizierte, traubenartige Drüse, ihre pyramidenförmige Gestalt ist sechs bis acht Zoll (15,24 bis 20,32 cm) lang, eineinhalb Zoll (3,81 cm) breit und einen Zoll (2,54 cm) dick. Sie verläuft quer zur hinteren Wand des Unterleibes hinter dem Magen und vor dem zweiten Lendenwirbel.

Der Bauchspeicheldrüsengang durchläuft die gesamte Länge der Drüse und öffnet sich durch den Gallengang ins Innere des Zwölffingerdarms. Als endokrine Drüse (Drüse mit innerer Sekretion) sondert dieses leistungsfähige Organ von seinen insulären Zellen Insulin ab, das wie Zugluft in einem Ofen wirkt, um übermäßige Zuckerbildung zu verbrennen.

Obwohl die Absonderungen der Leber und Bauchspeicheldrüse verschiedenartig sind, wirken sie beide bei der Zuckerkrankheit mit. Durch die Tätigkeit der Bauchspeicheldrüse wird der Bauchspeicheldrüsensaft abgesondert und auch eine Flüssigkeit mit einer verdauungsanregenden Wirkung, die als Insulin bekannt ist, die jeden übermäßigen Zucker, der sich als Folge einer trägen Leber im Blutstrom zeigt, verbrennt und vernichtet.

Die Leber hat die Aufgabe, Gallenflüssigkeit abzusondern, aber wenn sie in ihrer normalen Tätigkeit versagt, treten anormale Absonderungen auf, und ein Überbedarf an Zucker wird in der Leber erzeugt. Demgegenüber finden wir eine erschöpfte Bauchspeicheldrüse unfähig, das wichtige Insulin, das wie Zugluft im Ofen bei der Verbrennung wirkt, abzusondern; das Blut wird mit Zucker überladen, fließt dann in den Harn und überfordert die Nieren, den Zucker auszustoßen.

Zuckerkrankheit

Es wird Sie sicher interessieren zu wissen, was getan werden kann, um der Bauchspeicheldrüse zu helfen, die in ihrer Tätigkeit versagt, wenn Zucker im Urin festzustellen ist. Bestimmt finden Sie den Reflex sehr empfindlich, was die Anwesenheit von Kristallen in den Nervenden bedeutet. Mit kräftiger Tiefenmassage auf den Reflex, dessen Lage Sie auf Abbildung 13 sehen, vernichten Sie diese Ablagerungen und versorgen die Drüse mit stärkerer Blutzufuhr, die sie schon nach kurzer Zeit wieder zu besserer Tätigkeit anfeuert.

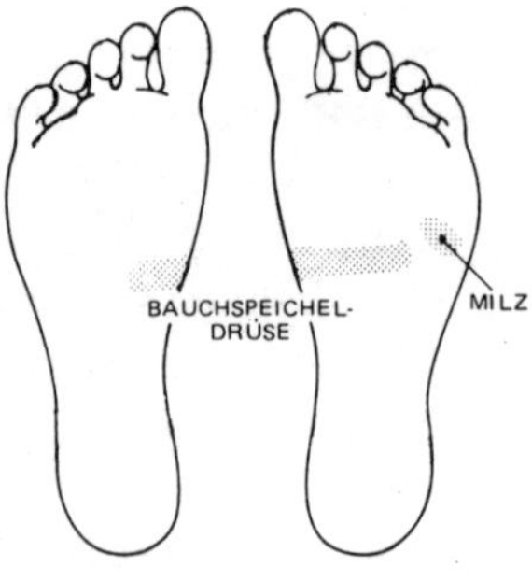

Abbildung 13

Ich habe bei Fällen von Zuckerkrankheit durch Anwendung der Zonentherapie schon erstaunliche Erfolge erzielt; aber es erfordert Zeit und Ausdauer.

Insulin — kein Heilmittel

Wenn der Harn während dieser Zeit sorgfältig überprüft wird, beobachtet man die Zunahme von Zucker am Tage nach der Reflexmassage. Ein Anwachsen der Blutzufuhr reizt die Leber offensichtlich dazu an, mehr von ihrer übermäßigen Zuckerladung auszustoßen.

Wenn Insulin angewandt wird, fahren Sie auf jeden Fall damit fort, bis eine Überprüfung ein allmähliches Abnehmen gewährleisten kann. Unter ärztlicher Aufsicht wird er die anzuwendende Menge herabsetzen, sobald sich das Ergebnis bei der Überprüfung gebessert hat. Insulin ist kein Heilmittel, sondern wirkt lediglich als Krücke zur Unterstützung und zur Ergänzung dessen, was dem Körper fehlt. Es ist das gleiche wie bei gebrochenen Gliedmaßen. Eine Krücke wird nur so lange benötigt, bis der verletzte Teil wieder selbst seine Tätigkeit aufnehmen kann.

Asthma und Nebennierendrüsen

Asthma, wissen wir alle, ist ein unangenehmes Leiden. Es wird nicht als besonders gefährlich angesehen, aber kann große Qualen verursachen und den Körper auf Jahre hinaus und in einigen Extremfällen sogar fast das ganze Leben hindurch verwüsten. Asthma wird als ein Krankheitszustand angesehen, bei dem sich der Schleim in den Bronchien verhärtet.

Da die Ursache dafür in den einzelnen Fällen verschieden

ist, ist es auch unmöglich, in jedem Fall durch irgendeine Heilmethode Erleichterung zu verschaffen. Wir alle wissen, daß bei heftigen Anfällen gewöhnlich durch die Einnahme von Adrenalin, entweder durch hypodermische Einspritzung oder durch Inhalieren, Erleichterung verschafft werden kann. Wäre es daher nicht möglich, in den meisten Fällen Erleichterung zu bringen, wenn wir den Adrenalinbedarf vergrößerten?

Lage der Nebennierendrüsen

Wir wollen zunächst die Lage dieser sehr wichtigen Drüsen betrachten; jede Drüse sitzt wie eine kleine Haube auf den Nieren; sie liegen so dicht beieinander, daß es unmöglich ist, einen Unterschied zwischen einem Reflex zu den Nieren und dem zu den Nebennierendrüsen festzustellen.

Trotzdem wollen wir bedenken, daß wir bei keinem Teil des Körpers den Blutkreislauf anregen, ohne gleichzeitig einem anderen dadurch zu helfen; und da es für den, der an Asthma leidet, so wichtig ist, einen genügenden Bedarf an Adrenalinabsonderungen zu haben, wollen wir uns darauf konzentrieren, die Nieren mit allem, was in unserem Machtbereich liegt, zu besserer Tätigkeit anzuspornen.

Nichts ist wertvoller

Für das Wohlergehen des Menschen ist nichts wertvoller, als ein Paar gut funktionierender Nebennierendrüsen. Durch Adrenalinabsonderung wird die Herztätigkeit angeregt.

Angstgefühle spielen bei diesen Adrenalinabsonderungen eine wichtige Rolle. Bei plötzlicher Gefahr bewirkt die Absonderung eines guten Nebennierendrüsenpaares in uns Mut und Stärke, jeden kritischen Augenblick im Leben zu meistern. Die Stärke und der Erfolg unserer großen Sportler und Berufsboxer hängen völlig vom Zustand und der Tätigkeit ihrer Nebennierendrüsen ab.

Dieselbe wichtige Absonderung bestimmt das Maß an Lebenskraft und Widerstand in unserem Körper, um Krankheiten bekämpfen und zu besiegen. Wir können daher keinen Fehler machen, wenn wir etwas tun, das den Blutkreislauf beschleunigt und ein so wichtiges Drüsenpaar zu Absonderungen anregt.

Ich habe keinen Fall von Asthma gekannt, wo die Reflexe dieser Drüsen nicht empfindlich waren. Asthma tritt, wie jede andere Krankheit, nicht in einem völlig gesunden Körper auf, wo jede Drüse und jedes Organ ordnungsgemäß funktionieren. Viele Fälle von Asthma reagieren leicht auf diese Heilmethode der Zonentherapie, angewandt auf den Reflex der Nebennierendrüsen. Siehe Abbildung 6. In einigen Fällen, in denen die Krankheit viele Jahre angedauert hat, mag es etwas länger dauern. Aber Ausdauer und ständiges Bemühen werden auch in hartnäckigen Fällen Erfolg haben.

Beeinflussen die Nerven unsere Hauttätigkeit?

Unsere Haut hat die Aufgabe, täglich 3 Pinten (1,73 Liter) Gift auszustoßen. Wenn dieses Gift wieder ins Blut gespritzt würde, so sagt man, würden wir innerhalb von drei Tagen an Blutvergiftung sterben.

Angenommen, wir wären innerlich völlig verkrampft vor Sorgen über etwas, das alle unsere Poren spannte und zusammenzöge, so daß wir nicht in der Lage wären, diese Giftmengen auszustoßen. Dadurch würden Herz und Nieren überlastet, die viel mit der Ausscheidung der Giftstoffe aus dem Körper zu tun haben.

Ekzem

Ich sage Ihnen dieses, damit Sie sich bei Hautausschlag, insbesondere bei Ekzem, daran erinnern. Untersuchen Sie zuerst, ob die Tätigkeit der Nieren von kristallinen Ablagerungen in den Nervenden beeinflußt werden, untersuchen Sie, ob diese dadurch in ihrer wichtigen Tätigkeit behindert sind, die Harnsäure aus dem Körper auszuscheiden und so die Poren der Haut belasten.

Das Herz

Eine große Pumpanlage

Herz, Blut und Blutkreislauf spielen für unser Leben eine wichtige Rolle. Man sagt, daß stündlich 70,90 kg dieser wertvollen, lebensspendenden Flüssigkeit durch die große Pumpanlage, das Herz, fließen, um den Körper mit nahrhafter Materie zu versorgen.

Auf der Dresdener Hygieneausstellung wurde demonstriert, daß innerhalb von drei Minuten 24 Quart (22,80 Liter) Blut durch das Blutgefäß-System fließen. Innerhalb von 24 Stunden leistet das Herz Arbeit, die genügt, drei Personen auf den Giebel eines 44 Fuß (13,41 m) hohen Hauses zu heben. Ist es daher ein Wunder, wenn dieses großartige Organ manchmal abgespannt ist?

Größe, Gewicht usw.

Das Herz ist ein hohles, muskulöses Organ und hat eine konische Form; es liegt zwischen den Lungen, im Hohlraum des Herzbeutels eingeschlossen, schräg in der Brust. Sein breites Ende ist nach rechts oben gerichtet und paßt in den Zwischenraum des fünften und achten Rückenwirbels. Das spitze Ende ist nach links vorn gerichtet und paßt in den Zwischenraum der Knorpel von fünfter und sechster Rippe.

Das Herz eines Erwachsenen ist ungefähr 5 Zoll (12,70 cm) lang, dreieinhalb Zoll (8,89 cm) breit und zweieinhalb Zoll (6,35 cm) dick. Sein durchschnittliches Gewicht liegt beim Mann im Verhältnis zur Körpergröße zwischen zehn und zwölf Unzen (28,30 bis 33,96 g).

Lage des Reflexes zum Herzen

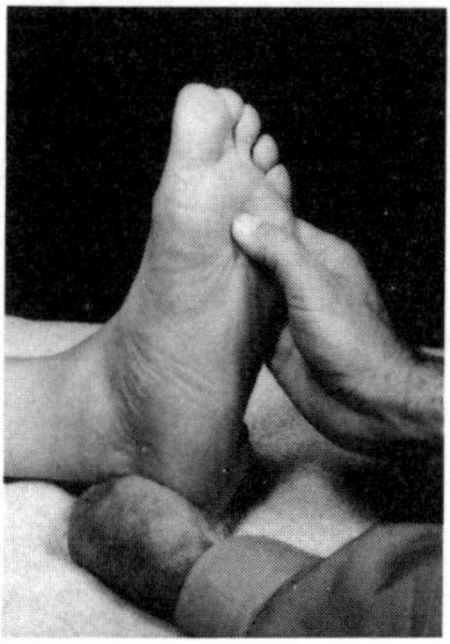

Abbildung 14
Stellung zur Massage des Reflexes zum Herzen

Wir entdecken, daß das Herz und die es umgebenden Muskeln, die es bei seiner Tätigkeit leiten, im linken Fuß stark reflektiert werden und zwar hauptsächlich in der zweiten, dritten und vierten Zone. Da es tief im Körper eingebettet liegt, ist in einigen Fällen starker Druck nötig.

Lassen Sie nun den linken Fuß mit der Ferse auf Ihrer linken Handfläche ruhen und versuchen Sie dann, mit dem rechten Daumen den Reflex am Zehenansatz der dritten und vierten Zehe zu finden, wie es Abbildungen 14 und 3 zeigen.

Ich schlage vor, daß Sie dazu die Daumenspitze benutzen. Es mag etwas dauern, den Reflex zu finden und erfordert beständigen Druck, da man die genaue Stelle der Störung nicht kennt. Man weiß nämlich nicht, ob sie im Herzen selbst liegt oder um das Herz herum. Aber jede Empfindlichkeit ist ein Zeichen von Blutstauung, und Sie werden daher keine Schwierigkeiten haben, den Patienten davon zu überzeugen, daß irgend etwas nicht ganz in Ordnung ist, wenn durch Ihren Druck auf den Reflex sich Empfindlichkeit zeigt.

Wirkungen der Blutstauung

Wenn auch nur kleinste Blutstauung innerhalb der Arterien und Adern um das Herz herum auftritt und dieser Zustand längere Zeit anhält, dann hören wir auch bald von Herzanfällen.

Stauung bildet Blutgerinnsel

Stauung bildet Blutgerinnsel, die die Tätigkeit im Blutgefäß-System des Herzens stören, was man dann als Embolie (Blutgerinnsel in den Blutgefäßen) bezeichnet. Einen Zustand dieser Art ein »Herzleiden« zu nennen, ist eine Fehldiagnose. Es ist genau so, als wenn man dem Motor eines Autos die Schuld gibt, wenn er nicht gut läuft, der Fehler aber in Wirklichkeit in der Verstopfung der Benzinzufuhr liegt, die dem Motor das zum ordnungsgemäßen Funktionieren notwendige Benzin vorenthält.

Herzklopfen kann einzig und allein durch Verdauungsstörung hervorgerufen werden. Der Magen, der mit Gasen angefüllt wird, die sich durch unverdaute Nahrung bilden, weitet sich aus und drückt gegen das Zwerchfell, das wiederum das Herz zu stören scheint.

Vergleich mit einer Uhr

Bedenken Sie das Netzwerk von Muskeln, das das Herz bildet, und die verschiedenen Klappen und verzweigten Teile, aus denen dieses wichtigste Organ zusammengesetzt ist. Wenn ich mir den Aufbau des Herzens ansehe, erinnert er mich jedes Mal an eine Uhr mit vielen Rädern und Teilen, die aus der Ordnung geraten können.

Jetzt können wir leicht verstehen, wie übermäßige Nervenanspannung, Stauung usw. die Herztätigkeit verlangsamen und das Herz schließlich zum Stillstand bringen würden. Aber wir können eine Uhr wieder zum Laufen bringen, wenn sich in dem empfindlichen Räderwerk Staub angesammelt hat, indem wir sie mit einer Flüssigkeit reinigen.

Das Herz kann nie wieder hergestellt werden, wenn es einmal zu schlagen aufgehört hat. Bevor es stehenbleibt, müssen wir es daher mit genügend Blutvorrat durchspülen und die Nervenden, an denen sich empfindliche Reflexe befinden, von allen Säure- und Kalziumablagerungen befreien. Angenommen, Sie finden keine empfindliche Stelle in dieser bestimmten Gegend, dann wissen Sie, daß die Beschwerde mit dem Herzen nichts zu tun hat. In vielen Fällen von Herzbeschwerden gelangen Sie zu guten Ergebnissen, denn wie wir schon gesagt haben, entdecken Sie, daß das, was so oft als eine Störung des Herzens angesehen wird, nur eine Nervenanspannung oder ein verkrampfter Muskel ist, der nach Entspannung das Herz wieder zu normaler Tätigkeit anregt.

Ich schlage vor, daß die Massage zum Herzen zuerst leicht angewandt wird. Wenn Sie die empfindliche Stelle gefunden haben, bearbeiten Sie sie zwei- oder dreimal, dann lassen Sie die Stelle in Ruhe, bearbeiten andere Stellen und kehren dann wieder zu ihr zurück. Tun Sie dies mehrere Male abwechselnd.

Ein ungewöhnlicher Fall

Ich möchte von einem Erlebnis berichten, das ich vor zwei Jahren hatte. Die Dame, um die es sich hierbei handelt, übrigens eine gute Freundin von mir, wohnte in einiger Entfernung auf dem Lande.

Ich wußte, daß sie seit mehreren Jahren mit Herzanfällen zu tun hatte, deswegen war sie gezwungen, sich in die Stille eines Landhauses zurückzuziehen. Als ich mit der Arbeit bekannt wurde, die ich mit Hilfe der Reflexmethode der Massage für das Herz leisten konnte, schrieb ich ihr sofort, sie möchte doch einmal zu mir kommen, was sie auch sogleich tat. Ich fand den empfindlichen Reflex sofort, und zwar an der Stelle, die auf Abbildung 14 angegeben ist.

Als ich massierte, flehte sie um Erbarmen und war der Meinung, daß ich anstatt meiner Daumenspitze etwas benutzt hätte, das scharf wie eine Glasscherbe war.

Schließlich schrie sie auf und sagte: »Warte einen Augenblick, was hast du getan?« Ich zögerte und sagte lachend:

»Ich? Nichts!« Sie aber fuhr fort: »Doch, du hast etwas getan.« Und dann erklärte sie mir, daß sie etwas wie einen Blitz gefühlt hätte, der vom Fuß bis zum Herzen gezuckt habe, und daß sie dann ein Gefühl gehabt hätte, als ob ein Reizmittel angewandt worden sei.

Für dieses Mal tat ich nicht mehr, sondern überließ es der Natur, ihren Beitrag zu leisten.

Aller Wahrscheinlichkeit nach hatte ich irgendeinen neuen Kanal geöffnet, der eine Wirkung auf den Blutkreislauf hatte. An den beiden darauffolgenden Tagen fühlte sie sich erschöpft, »innerlich erschöpft«, wie sie es beschrieb. Dann begann ihr Zustand sich zu bessern. Nach einigen weiteren Behandlungen war die Empfindlichkeit verschwunden. Nie wieder fühlte sie den »Blitzeffekt«. Schnell gewann sie an Kraft und konnte wieder arbeiten und Dinge tun, die sie mehrere Jahre lang nicht mehr hatte tun können. Seit dieser Zeit konnte sie wieder so gut wie jeder andere ihre Arbeit verrichten. Sie hat nie wieder einen ähnlichen Herzanfall gehabt.

Ärztlicher Rat

Eines Tages bat ich Dr. B., einen bekannten Herzspezialisten, den ich mit diesem Vorfall vertraut gemacht hatte, mir doch zu sagen, was seiner Meinung nach das Gefühl eines Blitzes hervorgerufen hatte, der vom Fuß zum Herzen gefahren war, als ich den betreffenden Reflex massierte. Hier ist seine Antwort. Er zeigte mit dem Finger auf mich und sagte: »Sie erzielten guten Erfolg, nicht wahr? Das allein zählt. Hören Sie daher nicht auf.«

Und das werde ich tun, wenn immer sich mir die Gelegenheit bietet. Deswegen erzähle ich Ihnen dies alles, damit auch anderen genau so geholfen werden kann, wie ich meiner Freundin helfen konnte.

Angina Pectoris

Ich kannte eine Anzahl von Angina-Pectoris-Fällen, die sehr schnell auf diese Massagenbehandlung reagierten. Wenn sich die Schmerzen bis Schulter und Nacken heraufziehen, massieren Sie die Zehenwurzel der vierten und fünften Zehe aufwärts. Versuchen Sie so lange, bis Sie die empfindliche Stelle gefunden haben, dann fassen Sie zu und bearbeiten Sie sie. Ich kann Ihnen keine feste Regel angeben, der Sie folgen sollen, aber Sie müssen den Fuß im Verhältnis zur Lage der Schmerzen um das Herz herum bearbeiten. Wenn die Schmerzen sich nach unten zum Arm hin erstrecken, massieren Sie den Ansatz der kleinen Zehe, wie er für Beschwerden in der Schulter angegeben ist.

Da es sicher ist, daß durch die Massage eines Reflexes kein Schaden zugefügt werden kann, brauchen wir also nicht zu zögern, sondern können uns ans Werk begeben, um Besserung zu verschaffen, wo immer es auch nur nötig ist.

Bei kurzen, rundlichen Menschen finden wir alles dichter zusammengedrängt, ein Organ liegt hinter einem anderen usw. und näher beieinander als bei großen und schlanken Personen.

Die Gallenblase

Die Gallenblase ist ein birnenförmiger, muskelfaseriger Behälter für die Galle. Sie ist drei bis vier Zoll (7,62 cm bis 10,16 cm) lang und ist ungefähr einen Zoll (2,54 cm) breit. Sie hat ein Fassungsvermögen von ungefähr 29,52 ccm bis 44,23 ccm und ist von Schleimhaut eingefaßt und liegt in einer Furche an der Unterseite des rechten Leberlappens.

Gallensteine

Gallensteine verursachen äußerst heftige Schmerzen. Sie entstehen dadurch, daß die Galle, anstatt durch den Gallengang in den Zwölffingerdarm zu fließen, zu harten Klumpen gerinnt, die dann Gallensteine genannt werden. Sie sehen also, was sich hier abspielt, wo etwas entstehen kann, das irgendeine Stauung verursacht oder vergrößert.

Ein Krankheitsbericht

Sicher wird Sie dieser Fall interessieren: Frau G. befand sich schon seit längerer Zeit in schlechtem Gesundheitszustand. Sie sollte sich schließlich sogar einer schweren Operation unterziehen. Als sie auf dem Operationstisch lag, entdeckte der Arzt einen großen Stein in der Gallenblase. Man hielt es für zu gefährlich, ihn zur gleichen Zeit zu entfernen, da sie zu lange unter Narkose hätte bleiben müssen. Man sagte ihr, sie solle zum Hospital zurückkommen, sobald sie genesen sei, um diesen Stein entfernen zu lassen.

In der Zwischenzeit kam sie zu mir. Der Gallenstein bereitete ihr Beschwerden und verursachte so starke Schmerzen, daß sie manchmal nicht einmal ihre Arme bewegen konnte. Sie konnte zum Beispiel nicht mehr mit dem rechten Arm herunterlangen, um etwas vom Boden aufzuheben.

Der Reflex zu der kranken Gallenblase war sehr empfindlich, und ob Sie es glauben oder nicht, nach ein paar Behandlungen war die Stauung an diesem Reflex wegmassiert und die Schmerzen waren verschwunden. Siehe Abbildung 15 und 16.

Seit dieser Zeit kann sie ihren Arm wieder wie früher benutzen, kann ohne die geringste Anstrengung herauf- und herunterlangen, und die Schmerzen sind nicht wieder aufgetreten.

Frau O. und ich sprechen noch oft über den Stein, den der Arzt entdeckt hatte, und wundern uns, was aus ihm geworden ist. Offensichtlich hatte er sich aufgelöst oder die Behandlung hatte den Gallengang genügend entspannt, daß er heraustreten konnte, ohne daß sie es bemerkte.

Ein anderer erwähnenswerter Fall: Frau J. hatte unter einer Anzahl von heftigen Gallenblasenanfällen gelitten, von denen einer immer heftiger zu sein schien als der andere. Sie glaubte, daß nur eine Operation noch Erleichterung verschaffen könne. Wie in all diesen Fällen, war der Reflex zur Gallenblase äußerst empfindlich. Am Tage nach der ersten Behandlung hatte sie genau in der Schmerzgegend ein äußerst merkwürdiges Gefühl, daß sie das Empfinden hätte, als ob dort Würmer herumkriechen. Wenn sie ihren Körper nach verschiedenen Richtungen streckte, ließ das Gefühl ein paar Minuten lang nach, trat dann aber wieder auf. Am nächsten Tag ließ es allmählich nach und verschwand schließlich ganz. Dies geschah vor einem Jahr. Seit dieser Zeit sind die Anfälle nicht mehr aufgetreten.

Wenn diese Steine, die durch Stauung hervorgerufen werden, sich noch im Anfangsstadium befinden, kann man nicht voraussagen, was die Natur alles tun kann, um die Stauung zu beseitigen. Das nämlich geschieht, sobald die Empfindlichkeit wegmassiert worden ist.

Die Leber

Die Leber ist die größte Drüse im Körper. Sie liegt auf der rechten Körperseite und wiegt beim völlig Erwachsenen ungefähr 3 Pfund (1,36 kg). Sie ist etwa 11 Zoll (= 28 cm) breit, etwa 8 Zoll (= 20 cm) dick und in senkrechter Richtung 5 bis 7 Zoll (13 bis 17 cm) lang.

Sie wird mit Recht die Königin der Drüsen genannt. Sie ist das größte Organ im Körper; in diesem Organ befindet sich zu jeder Zeit ungefähr ein Viertel von allem Blut, das durch den Körper fließt.

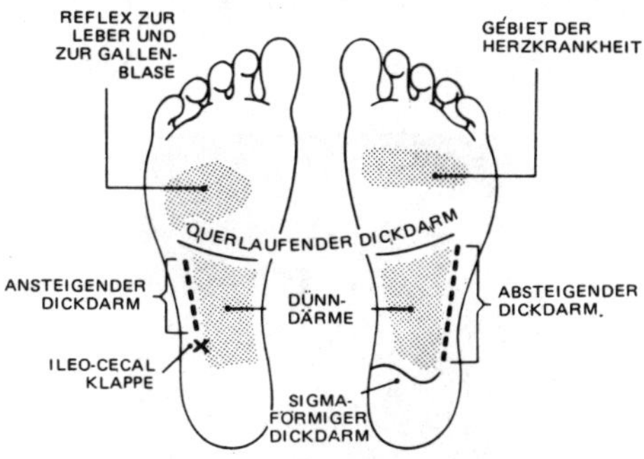

Abbildung 15

Verschiedene Aufgaben

Die Leber hat verschiedene Aufgaben zu erfüllen. Sie produziert Galle, um fette Stoffe zu verdauen und verhindert Verstopfungen. Sie wirkt als natürliches Antiseptikum und Abführmittel und liefert einige der blutbildenden Substanzen. Die Leber lagert in sich für späteren Gebrauch Zucker ab. Sie wirkt wie ein großer Filter, indem sie überschüssige und giftige Stoffe und unbrauchbares Gewebe aus dem Körper nimmt und absondert, und bildet ungefähr zwei Pinten Galle pro Tag. Die Galle macht die Därme gleitfähig und verhütet Verstopfung.

Man sieht, wie notwendig es ist, daß dieses äußerst wichtige Organ ordentlich funktioniert und genügend Blutzufuhr erhält.

Träge Leber

Wenn die Leber träge ist und ihre Arbeit nicht genügend erfüllt, müssen wir die Blutzufuhr zu dem Muskelgewebe, das die Leber und die Nerven kontrolliert, anreizen, damit sie wieder arbeitet.

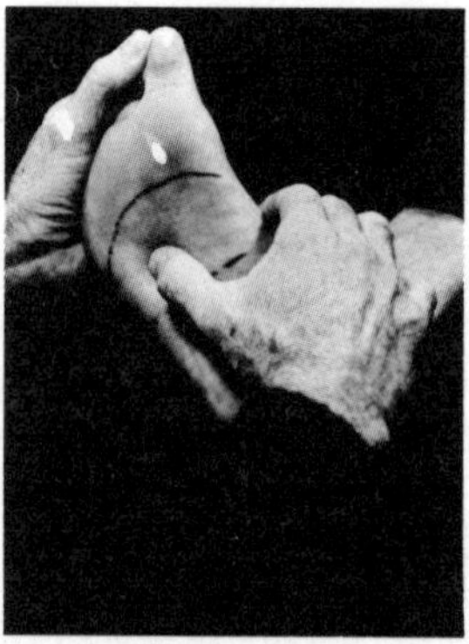

Abbildung 16
Stellung zur Massage des Reflexes zur Leber

Wenn wir am Fuß eine empfindliche Stelle in der Gegend des Reflexes zur Leber finden, wie er auf Abbildung 15 und 16 gezeigt wird, wissen wir, daß die Leber träge ist und nicht ordnungsgemäß arbeitet.

Wir wissen auch, daß ihr die nötige Blutzufuhr und die Muskeltätigkeit fehlt, die notwendig ist, das Blut mit genügendem Druck zu den Fußspitzen zu bringen, um die Bildung von Kristallen zu verhindern, die die Empfindlichkeit in den Nervenden verursachen; die Kristallbildung vergrößert sich und behindert den normalen Blutkreislauf.

Wir alle geben zu: Wenn dieser Zustand Tage, Wochen, Monate und sogar Jahre hindurch anhält, wird die normale Tätigkeit dieser großen, wichtigen Drüse geschwächt. Das Ergebnis ist dann Gelbsucht, Zucker, Gallensteine, Abmagerung, Arterienverkalkung, Verstopfung usw. Wenn wir nun mit festem, schleichendem Druck tief auf den empfindlichen Reflex massieren, können wir, wo sich Kristalle gebildet haben, diese auflösen und das Hindernis beseitigen, damit der normale Blutkreislauf wiederhergestellt werden kann. Die verblüffenden Ergebnisse, zu denen wir gelangen, lassen keinen Zweifel mehr am Wert der Zonentherapie zu.

Bericht eines Krankheitsfalles

An dieser Stelle möchte ich über die Reaktion im Krankheitsfall von Frau H. sprechen, die sechs Jahre lang im Rollstuhl zubringen mußte, wegen eines schweren Rückenleidens.

Da ihre Leber durch das Stillsitzen unfähig war, sich genügend in Bewegung zu halten, war sie untätig geworden, und auch nur der leichteste Druck auf die bestimmte Fußzone verursachte heftige Schmerzen. Nach der dritten Behandlung hatte die träge Leber genügend Blutzufuhr bekommen, um wieder in Tätigkeit zu kommen, und Frau H. hatte sechzehnmal Stuhlgang innerhalb von vierundzwanzig Stunden.

Erkennbare Wirkungen

Bei jedem Krankheitsfall, bei dem es sich um eine träge Leber oder irgendein Leiden handelt, das durch diesen Zustand verursacht wird, werden Sie bemerken, daß die Reaktion ein Gefühl von Müdigkeit und Schlappheit ist, denn die Natur kämpft mit einem Übermaß an Giftstoffen, die aus der Leber während dieses »Hausreinemachens« ausgeschieden werden. Der Stuhlgang kann während dieser Zeit schwarz, grün, gelb oder schwer schleimig sein.

Die Lage des Reflexes, die auf den verschiedenen Abbildungen gezeigt wird, soll Ihnen eine Hilfe sein, das Gebiet für die Massage ausfindig zu machen. Wo sich zum Beispiel die Leber sehr vergrößert hat, finden wir, daß ein größerer Teil des Fußes beeinflußt wird. Der Reflex für einen stark vorgefallenen Dickdarm zeigt sich an einer mehr unterhalb liegenden Stelle des Fußes.

Ein Krankheitsfall

Noch vor nicht allzu langer Zeit wurde ich an das Krankenbett des einundsiebzig Jahre alten Herrn K. gerufen, der schon seit drei Wochen im Bett lag. Verschiedene Ärzte hatten ihn untersucht, und alle sagten das gleiche über Herrn K. aus, nämlich, daß sein Herz sehr schwach sei. Da er über dreihundert Pfund wog, machte keiner ihm irgendwelche Hoffnung auf Genesung. Er hatte in der letzten Zeit oft phantasiert. Auch sagte er seinen Kindern, daß er nur noch wenige Tage zu leben habe.

Beim ersten Mal wandte ich nur eine sehr leichte Massage an, da der Reflex zur Leber äußerst empfindlich war. Ich erklärte ihm die Reaktion, die zu erwarten sei, wenn die Blutzufuhr zu der trägen Leber gesteigert würde. Während die erste Massagebehandlung seine Nerven entspannte und er ohne die Hilfe von Schlafmitteln schlafen konnte, hatte die zweite Massage, die ich ihm drei Tage später gab, die entgegengesetzte Wirkung.

Ungefähr vierundzwanzig Stunden lang war Herr K. unruhig, phantasierte und zeigte auf verschiedene Art und Weise, daß die gesteigerte Blutzufuhr, die durch die Massage des Reflexes am Fuß hervorgerufen wurde, der zur Leber führt, die Stauung aufgehoben hatte und die Natur sich besonders anstrengte, die übermäßigen Giftstoffe aus dem Körper auszuscheiden.

Nach der dritten Massage, die ich Herrn K. drei Tage später gab, fühlte er sich erleichtert, und jede darauffolgende Behandlung brachte merkbare Besserung, so daß er bald wieder auf den Beinen war und umhergehen konnte.

In Abständen massieren

Wenn die Reaktion zu heftig ist, massieren Sie nicht zu bald danach. Lassen Sie einige Tage verstreichen, damit der Behandelte sich an den gesteigerten Blutkreislauf gewöhnen kann.

Krampfadern

Einige behaupten, daß Krampfadern mit Störungen in der Leber zu tun haben. Glauben Sie es oder nicht, lassen Sie mich nur sagen, wenn Sie diese Methode der Massagebehandlung erlernt haben, brauchen Sie vor keinem Fall von Krampfadern Angst zu haben, denn wie durch genügende Blutzufuhr Verstopfung verschwindet, verschwindet genauso Krampf und Schmerz jeder Art in den Gliedern.

Der Rücken

Wie viele Leute findet man doch heute, die nach einer Methode suchen, um die Schmerzen eines lahmen Rückens zu erleichtern.

Befassen Sie sich kurz mit der Abbildung 1 und Sie werden selbst etwas über die Lagen der Zonen in Beziehung zum Rücken lernen.

Die ganze Wirbelsäule — als Mittellinie unseres Körpers — ist genau da, wo die Zonen sich teilen und gibt uns den Reflex für unser Rückgrat in der ersten Zone unserer Füße. Diese erste Zone bedeckt die ganze innere Seite des Fußes der Länge nach, von der großen Zehe bis zur Ferse.

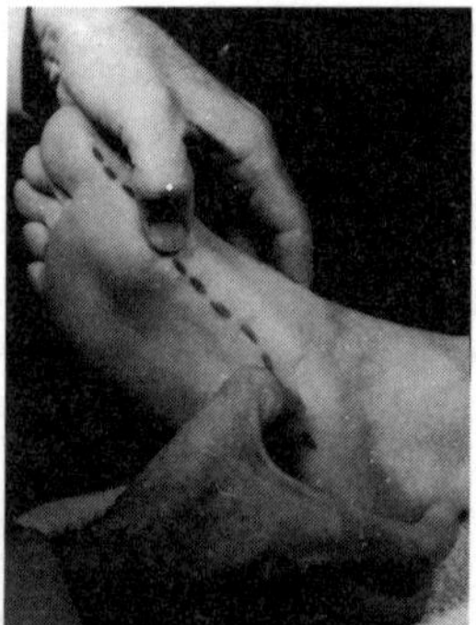

Abbildung 17
Stellung zur Massage des Reflexes zum Rücken

Die große Zehe stellt den Reflex zum Kopf dar, die Mitte des Fußes ist die Mitte des Rückens oder die Gürtellinie des Körpers. Der untere oder innere Teil des Fußes bis zur Ferse ist gleich dem unteren Teil des Rückens. Siehe Abbildung 5.

Erinnern Sie sich immer an diese Darstellung, und es wird nicht schwierig für Sie sein, die genaue Lage der Störung oder Schwäche in Ihrem Rücken von der Empfindlichkeitszone an der inneren Seite des Fußes festzustellen.

Nervenschmerzen

Dieselbe hier beschriebene Methode, die anderen Teilen des Körpers geholfen hat, bestätigt sich auch in diesem Falle.

Wie Sie wissen, erhält jeder Teil unseres Körpers seine Nervenzufuhr von irgendeinem Teil des Rückgrates. Ein großer Teil unserer Krankheiten heute kann auf Wirbelversetzung und eingeklemmten Nerv zurückgeführt werden, der dadurch die entsprechenden Muskeln zu sehr anspannt.

Da wir nun zweifellos prüfen können, daß die an den Reflexen arbeitende Zonentherapie einen deutlichen Entspannungseffekt hat, taucht die Frage auf, was nun geschehen wird, wenn Sie weiter an dem Rückgratreflex arbeiten, wenn das Rückgrat auf irgendeine Weise nicht in seiner natürlichen Position ist. Folgendes wird geschehen: Während Sie die Verkrampfung im Rückgrat lösen, entspannen sich die Muskeln, der Rückenwirbel wird auf natürliche Art und Weise in seine ursprüngliche Position versetzt und versorgt dann wieder die anderen Teile mit der richtigen Zirkulation.

Die Stauung wird fluchtartig verschwinden. Die verbrauchten, erschöpften Zellen des angegriffenen Körperteils werden durch frische Zellen ersetzt, die durch neue Blutzufuhr und bessere Zirkulation entstehen.

Reines Blut

Wenn Sie irgendeinen Teil der Blutzufuhr von irgendeinem Teil des Körpers abtrennen, steigern Sie die Stauungen und vermindern die Zirkulation. Zirkulation ist der wichtigste Faktor in einem reinen, lebenspendenden Blutstrom.

Sicher ist Ihnen der Unterschied zwischen einem stillstehenden Teich und einem fließenden Strom bekannt; während das Teichwasser faul wird und stillsteht, reinigt sich das Stromwasser selbst durch den Sauerstoff in der Luft.

Unser Blut reinigt sich selbst in dem gleichen Maße, wie es Sauerstoff auf dem Weg durch die Lungen aufnimmt.

Krankheitsbericht

Bevor wir das Thema der Heilung des lahmen Rückens verlassen, möchte ich Ihnen noch von einem sehr ungewöhnlichen Fall berichten.

Vor zehn Jahren hatte Frau S. einen Autounfall. Sie fiel unter einen Lastwagen. Sie lag auf dem Rücken und langte nach vorne, und auf irgendeine Weise, niemand weiß wie, konnte sie sich unter dem Lastwagen vorziehen; dabei trug sie eine gefährliche Rückenverletzung davon. Die Verletzung war besonders schlimm unter den Schulterblättern. Obwohl sie sich schnell von den anderen, kleineren Verletzungen erholte, ließen die Schmerzen in ihrem Rücken jedoch niemals nach. Beharrlich versuchte sie jede vorgeschlagene Methode, aber nichts brachte ihr Erleichterung.

Sehr skeptisch kam sie zu mir. Eine Freundin, die mit ihr kam, riet ihr, mir nicht zu sagen, wo oder welcher Teil ihres Rückens schmerzte, denn sie wollte sehen, ob ich es von ihren Füßen her ausfindig machen könnte. Ich fing an, mit kräftigem Druck von unter dem großen Zeh zur Ferse hin zu massieren und erreichte bald den Reflex zu dem Teil unter den Schulterblättern; an diesem Punkte zuckte sie zusammen. Ich wußte nun, daß ich den wunden Punkt erreicht hatte, aber bevor ich sie fragte, versicherte ich mich, daß keine anderen empfindlichen Reflexe vorhanden waren.

Nachdem ich größere Empfindlichkeit nach genauer Prüfung auch am linken Fuß vorfand, fragte ich sie, ob die Schmerzen unter den Schulterblättern wären, ungefähr drei oder vier Zoll (7,62 cm oder 10,16 cm) von der Mitte des Rückgrates, stärker auf der linken als auf der rechten Seite. Sie bestätigte dieses als absolut korrekt.

Nach einigen wenigen Behandlungen verschwanden die Beschwerden. Es gab zwar eine lebhafte Reaktion. Die erste Nacht schmerzte es entsetzlich, aber nach der zweiten und dritten Behandlung, die alle drei Tage stattfand, verschwand der Schmerz ganz und gar. Sie konnte nun ihre eigene Hausarbeit verrichten und zum ersten Mal seit dem Unfall einen Besen zum Fegen benutzen.

Störungen der Nieren

Die Nieren spielen eine Rolle in allen Arten der Nierenentzündungen und oft auch in der Zuckerkrankheit.

Die Nieren sind dann entweder sehr vergrößert oder anormal zusammengeschrumpft. Oft sind sie auch losgelöst von ihrer normalen Position. Sie sekretieren entweder zuviel oder nicht genügend Urin. Wie schon vorher gesagt, jeder unnatürliche Zustand ist gefährlich für die Gesundheit eines Menschen. Wenn die Muskeltätigkeit nicht genügt, um die Nervenden frei zu halten von allen Kristallablagerungen, dann ist es unmöglich, daß diese wichtigen Ausscheidungsorgane richtig und natürlich arbeiten.

Da nun der Blutkreislauf verantwortlich ist für alle körperlichen und geistigen Funktionen und die Nieren alles Gift aus dem Körpersystem ausscheiden, ist es die einzig logische Folgerung, daß wir, um die Zirkulation anzuregen, die Nieren zu besserer Leistungsfähigkeit anspornen, um die Giftstoffe aus dem Körpersystem auszuscheiden.

Bei Wassersucht zum Beispiel ist es wichtig, daß die Nieren perfekt arbeiten; denn das reduziert fast sofort die Schwellungen des Körpers. Wo ein ähnlicher Zustand besteht, wird man erstaunt sein über die Ergebnisse, die man mit der Massagemethode an den Reflexen der Nieren erhält.

Wir haben zwei Nieren, eine auf der rechten und eine auf der linken Seite unseres Körpers. Deshalb finden wir den Reflex zu unserer rechten Niere im rechten Fuß, und den Reflex zu der linken Niere im linken Fuß, siehe Abbildung 5 und 19.

Sie werden erstaunt sein, wie viele Leiden auf schlecht arbeitende Nieren zurückzuführen sind und wie oft diese Reflexe besonders empfindlich sind. Sie erreichen erstaunliche Erfolge oft schon nach der ersten Behandlung.

Ich möchte Sie aber warnen, falls Sie einen schweren Fall von Nierenbeschwerden haben, die Behandlung nicht zu übertreiben, da diese Massage einen starken Effekt auf die Nieren hat. Es ist nun einmal so, daß die Natur eine bestimmte Zeit braucht, sogar trotz besser arbeitender Blutzirkulation, die alten, verbrauchten Nierenzellen zu erneuern. Die neuen Zellen brauchen eine bestimmte Zeit, um fähig zu sein, ausreichend Harnsäure aus dem System auszuscheiden.

Haben Sie also ein wenig Geduld — 15 Minuten Massage alle drei oder vier Tage genügen in den meisten Fällen. In einem außergewöhnlichen Fall würde ich anfangs nur einmal wöchentlich Massage vorschlagen, bis sich die Natur an die Umstellung gewöhnt hat.

Hexenschuß

Einer der schmerzhaftesten Zustände ist Hexenschuß, oft eine Folge ungenügender Harnsäureausscheidung.

Die neueste Heilmethode in diesem Fall ist, daß der Patient ein oder zwei Wochen auf einem Brett liegt. Wir können uns vorstellen, wie man sich fühlt, wenn man schon bei der kleinsten Bewegung marternde Schmerzen hat.

Wenn man aber nicht die Fußmassage kennt, ist die einzige Möglichkeit für Hilfe der Arzt.

Ein Krankheitsbericht

Ich werde Ihnen von einer meiner Erfahrungen berichten, denn das zeigt Ihnen viel besser, was für gute Resultate man mit der Druckmassage erreichen kann.

Frau H. fühlte sich wohl, wie üblich, und war dabei, ihren Küchenfußboden zu reinigen. Als sie fertig war, beugte sie sich nieder, um den Eimer aufzuheben, als sie plötzlich einen scharfen Schmerz in ihrem Rücken fühlte. Sie konnte sich nicht bewegen und fiel auf den Boden. Da sie alleine im Hause war, dauerte es eine Stunde, bis jemand ihr zu Hilfe kam. Es war unmöglich, sie auszuziehen und ins Bett zu bringen, bis der Arzt kam und ihr eine schmerzstillende Spritze gab.

Da ich an diesem Tage nicht zu erreichen war, konnte ich Frau H. erst am nächsten Tage sehen. Sie hatte eine entsetzliche Nacht auf dem Bügelbrett verbracht. Als ich ankam, mußte ich über das Fußende des Bettes reichen, da es unmöglich war, ihre Füße auf die Bettkante zu heben;

das ist die übliche Stellung, in der wir Bettpatienten behandeln.

Ich nahm zuerst den rechten Fuß in meine linke Hand und begann, mit meinem rechten Daumen den Reflex zum unteren Teil des Rückens zu massieren. Siehe Abbildung 17 und 3. Er war außerordentlich empfindlich und Frau H. sagte zu mir, daß sie den Effekt in dem Augenblick im unteren Teil des Rückgrates fühlen konnte, dem Teil, der, wie wir wissen, angegriffen war. Ich arbeitete zuerst an dem einen Fuß und dann an dem anderen, bis die Empfindlichkeit endlich nachließ. Zu dieser Zeit konnte sie sich schon ohne Schmerzen bewegen. Als ich gehen wollte, stand sie auf, zog ihren Morgenrock und ihre Hausschuhe an und ging ins Wohnzimmer. Obwohl sie noch etwas mitgenommen war von den Schmerzen, die sie ausgehalten hatte, konnte sie doch bald ihrer Hausarbeit nachgehen. Sie hatte keine Schmerzen mehr.

Es ist kein Wunder, daß Frau H. größtes Vertrauen in die Hilfe der Reflexmassage der Füße setzt. Vor zwei Jahren erkrankte sie an Zucker. Sie mußte einer strikten Diät folgen und wog nur noch 96 Pfund, als sie das erste Mal zu mir kam. Ihre Zwillingsschwester war gerade an derselben schrecklichen Krankheit gestorben.

Nicht jeder hat so schnell auf die Behandlung reagiert wie Frau H. Aber seit zwei Jahren kann sie alles essen, ohne daß man eine Spur von Zucker in ihrem Urin findet. Heute wiegt sie 146 Pfund.

Falls Sie diese Begebenheit bezweifeln, hat mir Frau H. erlaubt, Ihnen ihren Namen und Adresse zu geben, damit sie ihre Heilung selbst bezeugen kann.

Das ist nur einer der vielen Fälle von Hexenschuß, die durch die Massage des Reflexes zum unteren Teil des Rükkens geheilt wurden.

Mit ein wenig Übung werden Sie die ungefähre Lage immer finden. Wie ich schon vorher sagte, Empfindlichkeit zeigt Stauung an und muß so lange bearbeitet werden, bis der Patient sich hundertprozentig wohl fühlt.

Wenn Sie sich erst an diese Arbeit gewöhnt haben und wenn Ihre Daumen auch nur etwas sensibel sind, dann werden Sie oft eine körnige Substanz fühlen, wenn Sie mit der Kuppe Ihres Daumens langsam und kräftig massieren. Das gibt es allerdings nicht in jedem Falle, aber öfters muß man mehr Druck an festen Muskeln anwenden, um die Reflexe zu finden. Auf jeden Fall werden Sie einen Unterschied an der Stelle merken, an der die Reflexe am empfindlichsten sind. Manchmal ist das eine dichtere Substanz, die durch häufige Massage allmählich verschwindet.

Lähmung

An dieser Stelle möchte ich der Menschen gedenken, die an den Folgen eines Schlaganfalls leiden. Die Ursache eines Schlaganfalles ist, wie wir alle wissen, ein Blutsturz irgendwo im Gehirn, üblicherweise nur auf einer Seite. Dadurch wird dann eine teilweise oder völlige Lähmung auf der anderen Seite des Körpers hervorgerufen.

Blutgerinnsel verursacht Druck

Versetzen Sie sich in die Lage des Patienten. Da kleine Blutgerinnsel durch den Blutsturz entstanden, drücken diese übermäßig auf den Teil des Gehirns, der die gelähmte Seite des Körpers kontrolliert. Das Gehirn ist nicht in der Lage, Kommandos durch das delikate Nervensystem zu schicken. Dadurch werden Lähmungen verursacht.

Ob sich der Zustand verbessern wird, hängt davon ab, wie schwer der Blutsturz war. Wie wir alle wissen, passiert das sehr plötzlich und ohne vorherige Warnung. Nichtsdestoweniger besteht aber eine gute Besserungsaussicht, wenn die Person von Natur aus alles mit genügend Lebenskraft bekämpft und das Gerinnsel absorbieren kann.

Wenn das Gerinnsel aufgesaugt ist, ist es einfacher für das Gehirn, eine Botschaft zu der geplagten Seite durchzuschicken, ohne durch Reibung unterbrochen zu werden. Dies scheint den Zustand, der vorliegt, ein wenig zu illustrieren.

Wird Zonentherapie helfen?

Bevor wir sagen, ob Zonentherapie in einem solchen Falle hilft, wollen wir untersuchen, warum der Blutsturz stattfand.

Natürlich gab es einen triftigen Grund; dieser Grund ist meistens zu hoher Blutdruck. Wir wollen sehen, ob die Nieren, die Leber, die Därme usw. gut arbeiten. Wir wissen, wenn eine Verletzung stattgefunden hat, gibt es einen Grund, der an dem zu hohen Blutdruck schuld ist. Dieser Zustand wird dann auch nach dem Schlaganfall noch vorhanden sein. Mit all den Informationen, die wir Ihnen über die Lage der Reflexe und über Ursachen für Stauungen gegeben haben, wird es zweifellos einfach für Sie sein, den Schlüssel für Hilfen zu finden.

Ursache und Wirkung

Was immer auch nicht in Ordnung ist, werden Sie durch die Empfindlichkeit der Reflexe feststellen. Jede Unordnung muß zunächst beseitigt werden, bevor Sie Besserung erwarten können. Versuchen Sie, die Ursache des zu hohen Blutdrucks zu finden und zu beseitigen. Dann sehen Sie zu, was Sie tun können, um der Zirkulation zu helfen, das Blutgerinnsel aufzulösen.

Wenn Sie das tun, helfen Sie, daß die Botschaft ohne Unterbrechung zu der lahmen Seite durchdringt. Wir bewegen niemals einen Finger oder eine Zehe ohne die Leitung des Gehirns, wie gering auch die Bewegung sein mag.

Reflexe in den Zehen

Nach allem, was bis jetzt schon über die verschiedenen Lagen der Zonen und Reflexe gesagt wurde, werden Sie den Reflex zum Gehirn in den großen Zehen finden! Vergessen Sie nicht, einige der Reflexe kreuzen sich im hinteren Nakken, daher finden wir, wenn die linke Seite gelähmt ist, den Reflex in der großen Zehe des rechten Fußes. Massieren Sie dann die große Zehe, die der kranken Seite gegenüber liegt. Sehen Sie, ob ein Teil der Zehe empfindlich ist und arbeiten Sie daran. Dadurch verbessern Sie die Zirkulation und helfen der Natur, das Blutgerinnsel aufzulösen. Es ist auch ratsam, beide großen Zehen zu massieren, denn das nützt dem ganzen Kopf.

Hilfe durch Massage

In einem Falle, an dem ich arbeitete, wurde die ganze große Zehe nach der Behandlung grün und blau. Der Patient fühlte sich am folgenden Tag besser, als er sich das ganze Jahr nach seinem zweiten Schlaganfall gefühlt hatte. Er erinnerte sich nun, daß dieselbe Zehe, besonders um den Nagel herum, grün und blau zur Zeit des erlittenen Schlaganfalles gewesen war. Warum die Zehe damals sowohl wie heute ihre Farbe veränderte, überlasse ich Ihnen herauszufinden. Ich bin sicher, daß es nicht der Druck der Massage war.

Ich kann Ihnen nur sagen, je mehr Sie sich mit dieser Arbeit beschäftigen, um so mehr werden Sie überzeugt sein, daß ich Ihnen die Wahrheit sage und daß es noch viel zu entdecken gibt auf dem Gebiet der Zonentherapie.

Ischias

Der große Ischiasnerv versorgt fast die ganze Hülle des Beines, die Muskeln der Rückseite des Oberschenkels, des Beines und des Fußes. Er ist daher der längste Nervenstrang im Körper, mißt dreiviertel Zoll (1,90 cm) in Breite und ist die Fortsetzung des unteren Teils des Nervenbündels des Kreuzbeines. Er kommt aus dem Becken durch die große Kreuzöffnung. Er läuft an der Rückseite des Oberschenkels entlang bis zum unteren Drittel. Dort teilt er sich in zwei große Zweige, dem äußeren und inneren Kniekehlnerv. Wenn Sie Ihr Anatomiestudium nachprüfen und die Zeichnung, die die Rückansicht der Nerven der unteren Gliedmaßen darstellt, sorgfältig betrachten, werden Sie verstehen, warum dieser Nerv durch unsere Arbeit an den Füßen und an der inneren Seite des Fußgelenks, über und unter dem Fußgelenkknochen, wo die Nerven am nächsten unter der Haut liegen, erreicht werden kann.

Sollte der Druck Ihres Daumens, während Sie an dieser Stelle massieren, zu stark sein, nehmen Sie die Fingerspitze des dritten Fingers, halten Sie das Fußgelenk fest in der Handfläche derselben Hand und die Ferse mit festem Griff in der anderen Hand. In einem schweren Fall, in dem eine Entzündung schon lange vorhanden war, sollten Sie nicht überrascht sein, wenn die ersten Behandlungen Ihren Patienten weinen lassen. Um das zu verhindern, beobachten Sie seinen Gesichtsausdruck sorgfältig, um sofort nachzulassen, wenn Sie sehen, daß Sie nicht weiter gehen können, wenn der Patient es nicht mehr ertragen kann. Sie müssen hierbei sehr sorgfältig sein und den Druck nach und nach anwenden; vergrößern Sie den Druck, je mehr die Schmerzen nachlassen.

Was verursacht Ischias?

Es wird üblicherweise angenommen, daß Ischias eine Verlagerung in der Lendengegend ist. Aber wir wissen, daß es auch andere Gründe für diese schmerzhafte Krankheit gibt, zum Beispiel die Vergrößerung der Vorsteherdrüse oder eine Verletzung an einem anderen Teil des Körpers, der den Ischiasnerv beeinflußt.

Ein Fall

Ich berichte von einem Fall, den ich kürzlich erleichtern konnte. Herr P., ein Mann von ungefähr 55 Jahren, kam zu mir mit wenig Vertrauen, daß ich ihm mit meiner Arbeit an seinen Füßen helfen könnte. Seit acht Jahren hatte er entsetzlich gelitten. Er mußte das Bett oft tage- und wochenlang hüten. Wie Sie sich vorstellen können, hatte er bereits ein kleines Vermögen ausgegeben. Er besuchte die besten und bekanntesten Ärzte und Homöopathen, was wohl jeder tun würde, der Schmerzen leidet.

Die Frage war nun, würde ich mit meiner einfachen Methode in der Lage sein, die Ursache und Erleichterung für diesen hartnäckigen Fall zu finden? Ich entschied, daß es keine Verlagerung in der Lendengegend sein konnte, denn das wäre schon längst geheilt worden. Ich wußte, daß die Ursache in diesem Falle eine andere war. Ich war sicher, daß ich eine Kristallbildung an diesem großen Nerv, der irgendwo im Fuß oder Bein endet, finden würde, die jeder Behandlung bis jetzt widerstanden hatte. Als ich fortfuhr, mit dem Ende meines Daumens langsam und mit schleichendem Druck zu arbeiten (siehe Abbildung 17: Reflex für die untere Lendenregion), war es für mich außer Frage, daß in der Lendenregion eine Stauung vorlag.

Ich massierte beide Seiten des Fußgelenkes nach oben, über und unter dem Fußgelenkknochen, bis ich mehr und mehr Ablagerungen fand. Sogar der leichteste Druck in dieser Gegend verursachte starke Schmerzen. Nach zwanzig Minuten Arbeit an der betreffenden Stelle und zehn Minuten Arbeit an dem anderen Fuß, der auch etwas empfindlich war, stand Herr P. auf, lief umher und konnte sofort Erleichterung fühlen. Nach mehreren Behandlungen, alle drei Tage, trat eine entschiedene Besserung ein, besonders am Tage nach der Behandlung. Wenn ich ungeduldig wurde und schnellere Resultate sehen wollte, erinnerte mich Herr P. jedesmal daran, daß er schon seit acht Jahren krank sei und daß ich bis jetzt schon mehr für ihn getan hätte als alle anderen.

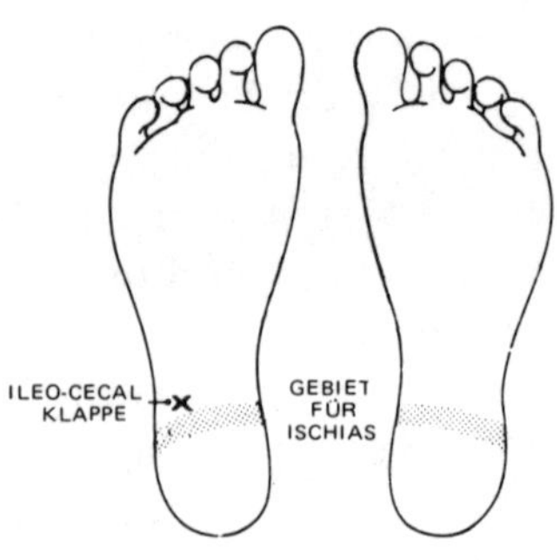

Abbildung 18

Eines Abends, als ich noch etwas Zeit nach der Behandlung hatte, stellte ich an Herrn P. verschiedene Fragen, um die Ursache herauszufinden. Nachdem ich ihn auf die Regeln der Zonentherapie und die Reflexverwandtschaft der Körperteile miteinander (Lehre des Dr. Fitzgerald) aufmerksam gemacht hatte, fragte ich ihn, ob er sich wohl jemals an der Schulter oder am Arm der betroffenen Seite verletzt habe. Er bejahte dieses lebhaft und zeigte mir, daß er seinen Arm unmöglich hochheben konnte, da er diesen gebrochen hatte, und daß dieser nicht richtig behandelt worden war, daher mehrmals wieder gebrochen wurde, um die erste Verletzung zu heilen. Das ereignete sich vier oder fünf Jahre vor seinem Ischiasleiden. Nun besteht die Frage: Könnten die verletzten Nerven in der Schulter eine Reflexaktion in der Hüfte hervorrufen und dadurch die Zirkulation des großen Ischiasnervs beeinflussen, mit anderen Worten also einen Kurzschluß verursachen? Wir überlassen es Ihnen, dieses herauszufinden. Wir wissen bestimmt, daß irgend etwas die Zirkulation unterbrochen hat, das die Isolierung wegbrennt und die Schmerzen hervorruft.

Die Überempfindlichkeit in diesem Fuß deutete auf eine übertriebene Kristallbildung hin, die mit der Zeit beständig zunahm.

Ganz gleich, was der Grund ist, ich fand bestimmte Teile der Schulter, die ich gründlich massierte, sehr empfindlich. Um dem abzuhelfen, kam ich zurück auf den Reflex im Fuß, der zu der Schulter führt (siehe Abbildung 20, 21 und 22), und der auch sehr empfindlich war. Mit all diesen Hilfsmitteln dauerte es nur kurze Zeit, bis Herr P. vollständig schmerzfrei war. Ich war aufrichtig überzeugt, daß die Verletzung der Schulter Ursache all seiner Schmerzen war.

Wenn der große Ischiasnerv entzündet ist, kann man sich wohl vorstellen, wie schmerzhaft das ist. Aber dem kann schnell abgeholfen werden, wenn man die hier beschriebene Methode, ständige Bemühung und etwas Geduld anwendet. Das ist der einzige Weg, um etwas Lohnendes zustande zu bringen.

Bursitis (Muskelverhärtung)

Weil wir gerade dabei sind, über den Punkt im Fuß zu sprechen, der eine Reflexaktion in der Schulter hervorruft, möchte ich Ihnen sagen, was man für lähmende Schulterschmerzen tun kann, die jeder anderen Behandlung widerstanden haben.

Ich erinnere mich an einen Fall von Bursitis. Die junge Dame, eine Telephonistin, war fast ein ganzes Jahr dienstunfähig gewesen.

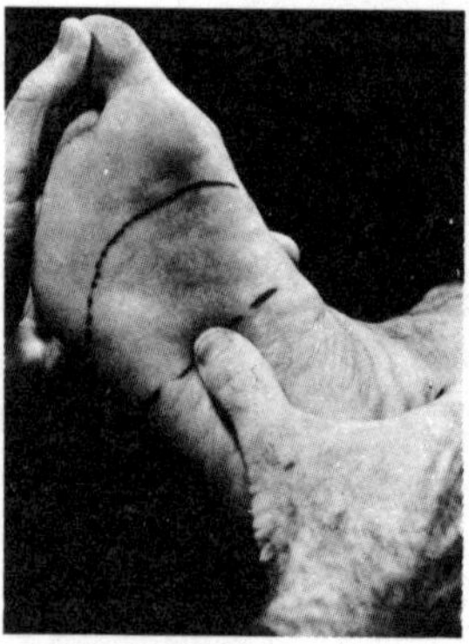

Abbildung 19
Position der Massage der Reflexe für die Nieren

Sie konnte ihren Arm nicht mehr als ein paar Zoll von ihrem Körper fortbewegen. Sie war entmutigt, da ihr bisher nichts geholfen hatte. Sie hatte viele Formen von Wärme und Elektrizität angewandt, die aber ihre Schmerzen nur vermehrten.

Wie wir wissen, handelt es sich bei Bursitis um eine Entzündung. So lange die Entzündung nicht nachgelassen hat, ist es nicht ratsam, direkt den angegriffenen Teil zu massieren. Daher wollen wir uns auf die Reflexe zu den Schultern konzentrieren, wie in Abbildung 20 angegeben.

Sie werden sehen, daß die Wurzel der kleinen Zehe die Schulter darstellt, und wenn Sie fest in und um diesen Bereich herumdrücken, werden Sie manche äußerst empfindlichen Stellen finden, die mit der Zeit beseitigt werden können; dadurch wird auch der Schulter geholfen, ohne daß Sie mit der schmerzhaften Stelle selbst in Kontakt geraten.

Ursache der Bursitis

In einem Falle dieser Art muß man immer versuchen, die Ursache für Bursitis, Nervenentzündung, Rheumatismus und ähnliche Erkrankungen zu finden. Sehen Sie, ob die Nieren nicht zu langsam arbeiten, ob sie nicht genügend Urinsäure ausscheiden und dadurch einen Säurezustand im Blut hervorrufen. In unserem vorher erwähnten Fall war dies die Ursache ihrer Leiden. Diese junge Dame wurde zu der Zeit, als sie in mein Büro kam, wegen Nierenentzündung behandelt. Als ich mit der Massage der Reflexe zu den Nieren fortfuhr, weil diese sehr empfindlich waren, besserte sich die Nierentätigkeit, und das reinigte dann das System von der übermäßigen Säure. In ein paar Wochen waren die Rückenschmerzen vergangen. Der Arm wurde lockerer und sie konnte ihn nach jeder Behandlung ein paar Zoll höher heben. Bald darauf konnte sie ihre Arbeit am Schaltbrett wieder aufnehmen, und seitdem fühlt sie sich wohl.

Nervenentzündung der Schulter

Ich könnte viele Seiten mit verschiedenen Erfahrungen füllen, die ich mit lahmen Armen und Schultern gemacht habe, deren Ursache irgendeine Art von Nervenentzündung war. Es interessiert Sie vielleicht, einen dieser Fälle kennenzulernen.

Krankheitsbericht

Herr S. fiel auf seiner Arbeitsstelle auf schlüpfrigem Fußboden und verletzte seine Schulter schwer. Er hatte einige Röntgenaufnahmen machen lassen, die erwiesen, daß keine Knochenbrüche vorlagen, trotzdem wurden die Schmerzen schlimmer, und nach drei Wochen konnte er ohne Schlafmittel überhaupt nicht schlafen. Er konnte seinen Arm weder bewegen noch hochheben. Er kam zu mir mit Tränen in den Augen; er litt entsetzlich und hatte Angst vor der Nacht, weil dann die Schmerzen immer schlimmer wurden. Es war seine rechte Schulter, und ohne zu zögern, nahm ich seinen rechten Fuß und langte nach dem Teil, der zur rechten Schulter führt. Ich muß zugeben, daß die Tränen nicht nachließen, sondern zunahmen, als er um Gnade flehte, aber nicht, weil ich zu rauh und schroff mit ihm umging, sondern weil die Empfindlichkeit selbst bei der leichtesten Berührung so übermäßig groß war. Jedoch ließen die Schmerzen nach, als ich weiterarbeitete.

In einem Fall dieser Art ist es am besten, wenn man zwei oder drei Minuten lang arbeitet und dann ein wenig pausiert und in der Zwischenzeit den Patienten zu überzeugen versucht, daß die Empfindlichkeit im Fuß der Reflex zu der Schulter ist. Sie wollen ja, daß er fünfzehn oder zwanzig Minuten lang geduldig ist mit Ihnen und Ihrer Arbeit. Versuchen Sie, ihn angenehm und belehrend zu unterhalten und versuchen Sie, seine Gedanken von Ihrer Arbeit abzulenken. In der Zwischenzeit halten Sie seinen rechten Fuß mit Ihrer linken Hand und beginnen erneut mit Ihrem rechten Daumen den Druck und die Massage; regeln Sie den Druck mit Ihren Fingern oben am Fuß. Siehe Abbildung 20.

Arbeiten Sie um das Gelenk der kleinen Zehe und beobachten Sie die Besserung. Jetzt kann er sicher schon den Arm über den Kopf heben, wie es Herr S. tat, und in weniger als einer Woche konnte er wieder seiner Arbeit nachgehen.

Es ist äußerst interessant, an solchen Fällen zu arbeiten. Ihre Anstrengungen werden so schnell belohnt und die Resultate sind dauerhaft.

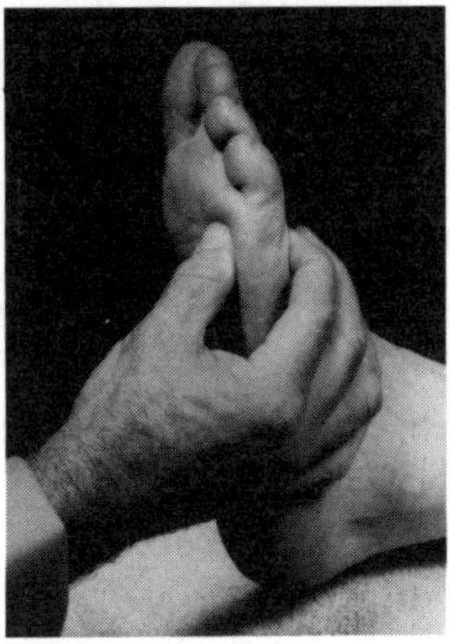

Abbildung 20
Position zur Massage der Reflexe
für die Schulter

Eine gebrochene Schulter

Krankheitsbericht

Lassen Sie mich an dieser Stelle auch einen Fall erwähnen, in dem es sich um eine bei einem Autounfall gebrochene Schulter handelt. Schlüsselbein und Schulterblatt waren gebrochen, und der Oberarm war angebrochen.

Der Patient, ein Arzt von ungefähr siebzig Jahren, kam ins Krankenhaus, denn er hatte außerdem sein Bein direkt unter dem Knie und drei Rippen gebrochen, alles auf der linken Seite. Das Bein wurde in Gips gepackt, und die Schulter kam in eine Spezialschiene.

Er ließ mich gleich, nachdem alle Teile, der Gips usw. richtig angepaßt waren, zu sich kommen. Der Reflex für die Schulter war direkt am Rande des Gipses an seinem linken Fuß, daher konnte ich meine Arbeit am Reflex zu der gebrochenen Schulter tun, der sehr empfindlich war.

Da der Arzt von dem schweren Unfall sehr erschöpft war, erschien es mir ratsam, jedesmal nur ein wenig an ihm zu arbeiten, dafür aber des öfteren. Anfangs arbeitete ich behutsam jeden Tag, dann jeden zweiten Tag. Es war erstaunlich, wie schnell er sich erholte und wie bald er seinen Arm und seine Schulter bewegen konnte.

Es ist offensichtlich, daß die Methode der Zonentherapie, die wir an dem bestimmten Reflex gebraucht haben, durch gesteigerte Zirkulation die Stauung abgeschwächt hat und dadurch eine schnellere Heilung bewirkte.

Das Lockern der Muskeln in der Schulter

Wir finden, daß viele Menschen mehr oder weniger an einem müden Gefühl im Rücken, im Nacken und in den

Schultern leiden. Um diese nervöse Spannung zu beseitigen, drücken wir die Knöchel der Finger fest auf die Fußsohle, während wir massieren, um die Muskeln und Sehnen auf dem Fuß zu lösen. Siehe Abbildung 21.

Diese sind äußerst angespannt, wenn der Patient sehr nervös ist. In einem solchen Falle vergessen Sie nicht, diesen Teil gründlich an beiden Füßen zu massieren, denn das ist ein wichtiger Faktor in der Heilung von Krankheiten, die durch Nervosität hervorgerufen werden.

Es ist außerdem auch sehr wesentlich, daß man diesen Teil des Fußes massiert, wenn man eine Tendenz zu gebrochenem Mittelfußbogen findet. Sollte dieser Zustand schon lange Zeit bestehen, dann müssen Sie besonders beharrlich mit Ihrer Massage sein, um irgendwelche Kalkablagerungen abzubrechen und loszulösen, die sich eventuell an den verschobenen Knochen gebildet haben.

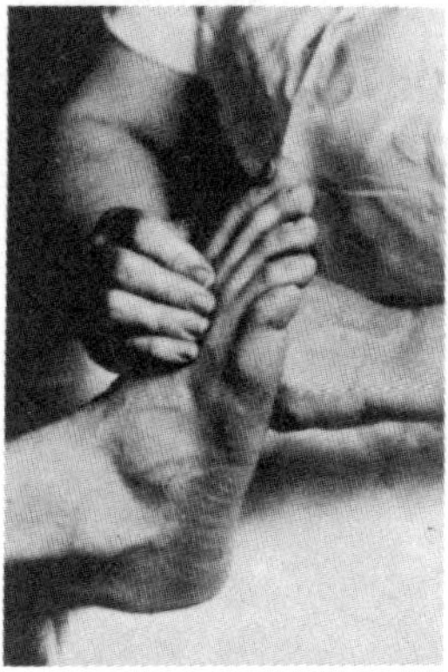

Abbildung 21 a

Sollte sich einer der sechsundzwanzig Knochen des Fußes verschieben, dann füllt die Natur diesen verschobenen Knochen mit einer Kalkablagerung, die wir mit dieser Form der Massage loslösen und auflösen können. Obere Fußmassage siehe Abbildung 21, Krümm- und Drehmassage siehe Abbildung 26.

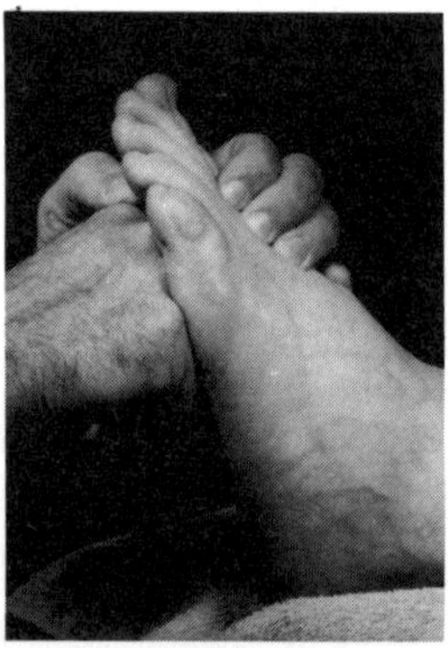

Abbildung 21 b
Position, um die Muskeln im Nacken und in der Schulter zu lösen

Sie werden schnell sehen, wie sehr das der Natur hilft, fremde Materien, die die normale Position der Knochen unterbrechen, zu beseitigen.

Eine lahme Hüfte

Denken Sie immer an den Reflex in der Schulter, falls irgendein Teil der Hüfte nicht in Ordnung ist.

Da wir den Reflex zur Hüfte im Bereich der Schulter finden, sollten wir immer daran denken, daß, wenn wir Spannung in der Schulter lösen, wir zu gleicher Zeit Spannungen und Stauungen in der Hüfte vermindern. Dieses erfordert kräftigen Druck. Siehe Abbildungen 20, 21 und 22.

Sollten die Schmerzen sich zwischen der Hüfte und dem Knie befinden, massieren Sie kräftig den Teil des Armes zwischen Schulterbereich und Ellenbogen. Jede kräftige Massage um die Schultern und den hinteren Nacken herum vermindert Spannung und Stauung im entsprechenden Teil der Hüfte.

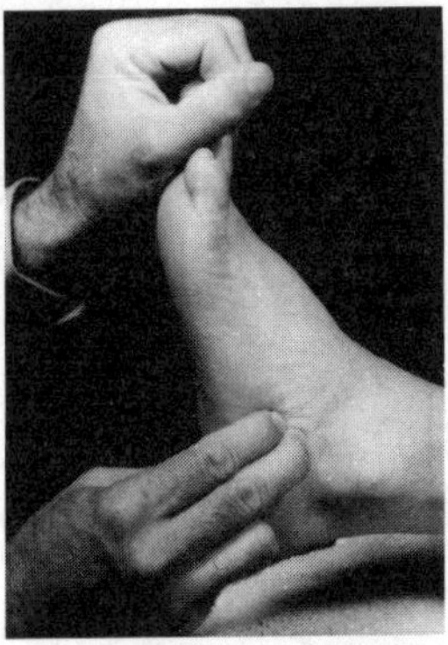

Abbildung 22 a

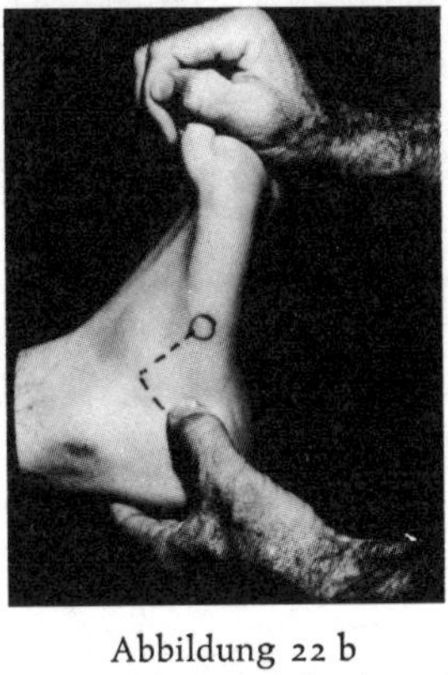

Abbildung 22 b
Position, um die Muskeln der Schulter und der Hüfte entsprechend zu lösen

Denken Sie auch daran, daß dasselbe für die Schulter gilt. Ein Schmerz in der Schulter kann oft durch kräftige Massage an dem entsprechenden Teil der Hüfte geheilt werden. Allerdings muß man den Reflex zur Hüfte, wie es Abbildung 22 zeigt, massieren.

Gicht

Viele Menschen leiden an Gicht und suchen nach einem Weg für Besserung. Wie bei jeder anderen Krankheit muß natürlich ein Grund vorhanden sein. Sollte ein Fall von Speisevergiftung vorliegen, dann lassen Sie uns herausfinden, warum das Verdauungssystem nicht mehr vorschriftsmäßig arbeitet.

Eine normale Mahlzeit braucht ungefähr 12 bis 18 Stunden, um durch das Verdauungssystem zu gehen (Magen und Eingeweide). Werden diese Organe aber durch eine Stauung in den Enden der Nerven (in den Füßen) geschwächt, dann ist der Magen nicht in der Lage, richtig zu arbeiten.

Nahrung, die im Magen verarbeitet werden soll, vergärt und fault, wenn sie nicht richtig vorbereitet ist für die Aufnahme in die Eingeweide. Das Blut, das auf Material, das ihm durch die Verdauungsorgane zukommt, angewiesen ist, wird nun überladen mit Säure und Kalkablagerungen. Wenn sich dieser Zustand verschlechtert, ist der Patient besonders anfällig für Gicht, Rheumatismus, Nervenentzündung und anderes. Daher sollten Sie immer versuchen, die Ursachen mit Hilfe der »Geschichten, die die Füße erzählen können« und den »Geschichten, die die Füße erzählt haben« (Bd. 2), herauszufinden. Denn wenn Sie wissen, welches Organ oder welche Organe für den Zustand verantwortlich sind, ist es wie in vielen anderen Dingen: Kann man die Ursache entfernen, hilft man dem Endergebnis. Denken Sie nicht, daß Sie Ergebnisse in Minuten, einem Tag oder einer Woche erreichen. Alles braucht seine Zeit. Sie werden sich wahrscheinlich nach den ersten Behandlungen etwas schlechter fühlen, denn dann macht sich die Reaktion bemerkbar; aber werden Sie nur nicht ungeduldig. Solange Sie noch die leichteste Empfindlichkeit in den Füßen spüren, bekämpfen Sie noch immer einige Kristallablagerungen.

Kreislauf und Verstopfung

Gesteigerte Zirkulation kann ein kräftiges inneres Reinigungsmittel sein. Sie regt die Darmtätigkeit in einem normalen Rhythmus an, ohne daß Sie Abführmittel oder Klistierspritzen benutzen müssen. Vor Jahren waren die Leute stolz darauf, wieviele Liter Wasser sie benutzten, um ihren Darm zu reinigen. Es war bekannt, daß manchmal drei bis acht Gallonen Wasser benutzt wurden und daß diese Prozeduren anderthalb Stunden dauerten.

Wir müssen alle zugeben, daß diese Form der schnellen Hilfe bei akuter Verdauungsstörung notwendig ist. Aber wenn der Zustand schon seit längerer Zeit, ohne ernstliche Beschwerden zu geben, existiert hat, können wir der Natur ruhig ein wenig Zeit geben, sich zu regulieren. Das heißt, wir lassen den Darm arbeiten, wie die Natur es ursprünglich eingerichtet hat. Er absorbiert einen Teil des Wassers und bestimmte wichtige Minerale, die durch die Eingeweide an den Körper weitergegeben werden. Die Ausscheidungen sind in diesem Zustand noch in flüssiger Form, nach der Absorbierung werden sie etwas fester, bleiben aber immer noch weich; um dieser Masse zu helfen, sich mit Muskelzusammenziehung weiterzubewegen, scheiden die Eingeweidedrüsen Schleim aus. Die Ausscheidungen erreichen nun den Mastdarm in fast fester Form.

Sie können jetzt sehen, daß ein Wechsel in diesem Programm durch ständige Benutzung von Abführmitteln und Klistierspritzen die natürliche Routine unterbricht. Versuchen Sie nicht, Gottes natürliche Gesetze zu verbessern. Wenn wir diese wertvollen Gesetze verletzen, erleiden wir alle die vielen Zivilisationskrankheiten, die in unserer Zeit so häufig sind.

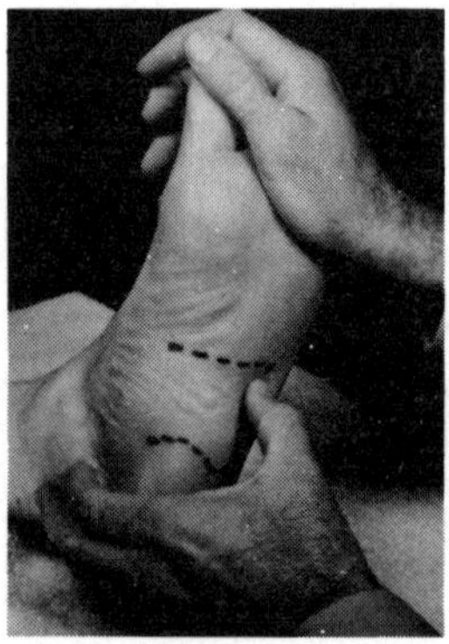

Abbildung 23
Position für die Massage der Reflexe
zum Dickdarm

Entspannungseffekt

Einige Fälle von Verstopfung

Diese Methode der Fuß-Massage hat einen bestimmten Entspannungseinfluß auf den Teil des Körpers, der durch die Reflexe behandelt wird. Sie werden mit mir übereinstimmen, wenn Sie einige Erfahrungen mit Verstopfungsfällen gemacht haben.

Verstopfung und Verkrampfung

Die Ursache für dieses allgemein bekannte Leiden sind oft Verkrampfung und Spannung im Darm. Es ist am besten, wenn Sie die Innenseite des Fußgelenkes gründlich massieren. Beginnen Sie an der Ferse und arbeiten Sie nach oben, ungefähr sechs bis acht Zoll (15,24 cm bis 20,32 cm), das hilft oft zu sofortigem Stuhlgang. Siehe Abbildung 23 und 24.

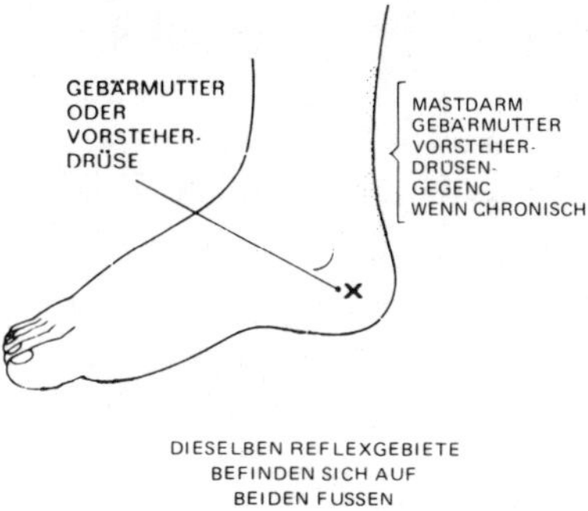

Abbildung 24

Die Position der Hände ist in dieser Behandlung dieselbe wie die in der Behandlung für Darmunpäßlichkeit.

Ich möchte außerdem noch hervorheben, daß diese Behandlung auch bei Spannungen im Achillesstrang, der sich von der Ferse zum Bein hochzieht, sehr erfolgreich ist. Sie können diesen entspannen, während Sie den Fuß fest in Ihrer Hand halten. Er fühlt sich dann wie ein Gummiband an. Benutzen Sie Ihre Fingerspitzen für die Arbeit, die wir beschrieben haben, und zu gleicher Zeit strecken

Sie den Strang vor und zurück, denn das vermindert jede Art von Spannung. Halten Sie den Fußknöchel fest, während Sie den Fuß drehen. Siehe Abbildung 26.

Wann kann man sofortige Ergebnisse erwarten?

Bitte mißverstehen Sie mich nicht und sagen Sie, daß jede Art der Verstopfung durch diese Methode beseitigt werden kann. Ich habe mich am Anfang dieses Kapitels darauf beschränkt, zu sagen: Manche Fälle der Verstopfung beruhen auf nervösen Spannungen und Verkrampfungen des Schließmuskels der Darmöffnung, die wiederum Zusammenziehung im sigmaförmigen Beugemuskel hervorrufen.

In diesen Fällen erreichen wir am schnellsten gute Erfolge. Es ist nicht ungewöhnlich, daß Leute in mein Büro kommen und begeistert davon reden, was ich für sie und ihre Verstopfung getan habe. Vielleicht können sie schon nach der ersten Massagebehandlung ihre täglichen Abführmittel wegwerfen, während ihr Nachbar erst dann auf die Behandlung reagiert, wenn alle seine Gedärme, die Leber und die Galle wieder richtig arbeiten.

Zeitdauer

Man kann in solchen Fällen keine bestimmte Zeit festlegen; die Resultate hängen davon ab, wie lange sie schon unpäßlich gewesen sind und ob sie eventuell eine oder mehrere Operationen gehabt haben, die den Behandlungsgang unterbrechen. Vielleicht hatten sie eine Blinddarmentzündung, die eine Operation notwendig machte und haben dadurch die für die Eingeweide so wichtige Ölzufuhr verloren, die den Darm richtig arbeiten läßt.

Wir können wirklich dankbar dafür sein, wenn wir keine

solche Operation hatten, die unseren Körper eines Organs beraubt hat, sei es auch noch so unwichtig. Wir sind dadurch in der Lage, besser auf die Zonentherapiebehandlung zu reagieren.

Rektumbeschwerden

Die Resultate, die man mit dieser Behandlung für die verschiedenen Erkrankungen des Rektums erreicht, sind erstaunlich. Wir werden Ihnen erst die Lage des Reflexes geben. Denken Sie eine Minute nach und stellen Sie sich vor, in welcher Zone das Rektum liegt. Da es in der Mitte des Körpers liegt, fällt es in die erste Zone. Deshalb finden wir den Reflex an der Innenseite des Fußgelenks, ungefähr eineinhalb Zoll (3,81 cm) entfernt von dem Strang, der sich in der Mitte des Beines hochzieht. Siehe Abbildung 24.

Die Empfindlichkeit kann sich drei bis vier Zoll (7,62 cm bis 10,16 cm) an der Ferse hochziehen, je nachdem, wo und wie schwer die Beschwerden sind. Die Länge des Rektums ist ungefähr sechs bis acht Zoll (15,24 cm bis 20,32 cm).

Die Reflexzone ist äußerst empfindlich, wenn das Rektum entzündet oder auf andere Weise nicht in Ordnung ist.

Die Vorsteherdrüse

Wir finden die Lage dieser wichtigen Drüse, die in Form und Größe einer Roßkastanie ähnelt, in der ersten Zone, denn sie zieht sich um den Hals der Blase und den Anfang der Harnröhre herum und liegt in der Beckenhöhle hinter und unter der Knochenfügung des Schambeines auf dem Rektum. Ist die Drüse geschwollen, hat man oft starke

Schmerzen, und es ist schwierig, Wasser zu lassen. Das zieht oft auch das Nervensystem in Mitleidenschaft und der Patient muß nachts oft aufstehen, um Wasser zu lassen.

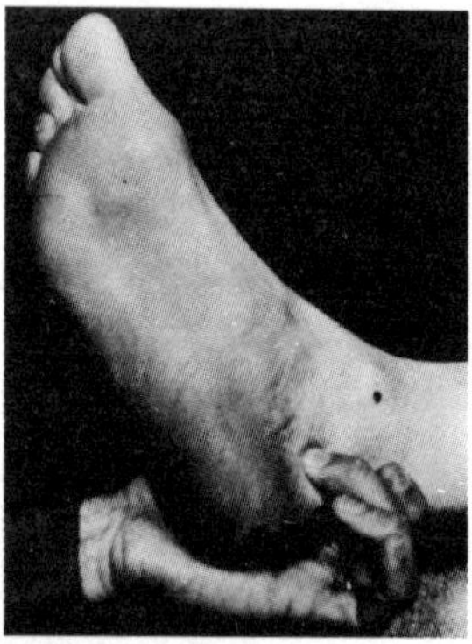

Abbildung 25
Position für die Massage des Reflexes zur Vorsteherdrüse und des Rektums (beide Füße)

Wenn immer dieser Zustand existiert, werden Sie den Reflex zum Rektum äußerst empfindlich finden, wahrscheinlich an der inneren Seite der Ferse, in der Nähe des Blasenreflexes. Da diese beiden Reflexe so dicht beieinander liegen, ist es schwierig, sie zu unterscheiden; aber finden Sie Empfindlichkeit an dieser Stelle, so heißt das, daß dieser Teil oder diese Drüse entzündet oder angegriffen sind.

Eine geschwollene Vorsteherdrüse

Finden Sie erst die Lage wie in Abbildung 24 und 25 angegeben.

Nachdem Sie die empfindliche Stelle gefunden haben, halten Sie den Fuß laut Angaben für die Behandlung von

Rektumbeschwerden. Setzen Sie die Druckmassage und das Schleichen mit Ihrem Daumen oder den Fingerspitzen fort, um die Kristallablagerungen, hervorgerufen durch Entzündung und Schwellung der Drüse, an den Enden der Nerven aufzulösen.

Seien Sie immer bemüht, die normale Zirkulation wiederherzustellen, ohne in direkten Kontakt zu kommen, da das die Reizung nur fördern würde. Selbstverständlich muß ein Grund für die Schwellung der Drüse vorliegen. Dieser Grund ist zweifellos eine Stauung, die durch die Kristallablagerungen an den Nervenspitzen entstand.

Nun wollen wir uns überlegen, wie wir Abhilfe schaffen können. Es gibt sicherlich keinen besseren und wirksameren Weg, als die Teile wieder mit normaler Zirkulation zu versorgen, wie die Natur es ja auch gewollt hat.

Krankheitsbericht

Um diese Behauptung zu beweisen, möchte ich Ihnen von einem Fall erzählen, den ich kürzlich behandelte. Herr V., ein Mann von ungefähr 50 Jahren, wurde wegen einer vergrößerten Vorsteherdrüse ohne irgendwelche Resultate behandelt. Ich behandelte ihn sofort mit Druckmassage in der Art, die Sie in Abbildung 25 sehen. Ich fand, wie üblich in solchen Fällen, äußerste Empfindlichkeit im Vorsteherdrüsenreflex. Aber sowie die Empfindlichkeit sich gelöst hatte, waren auch die Beschwerden völlig verschwunden. Statt daß Herr V. vier- bis sechsmal nachts Wasser lassen mußte, konnte er nun ungestört acht bis zehn Stunden durchschlafen.

Zu dieser Zeit passierte ein interessanter Fall. Seit einiger Zeit schon hatte Herr V. eine kleine Geschwulst an seinem Rektum verspürt, die er unbedingt entfernt haben wollte.

Da er sich jetzt in einem besseren Zustand befand, dachte er, es wäre die beste Zeit, sich der kleinen Operation zu unterziehen.

Die Massagebehandlung hatte alle Beschwerden der Vorsteherdrüse, Empfindlichkeit und Stauung beseitigt. Er war auch längst nicht mehr so nervös. Am Tag vor der Operation probierten wir alles aus, um sicher zu gehen, daß auch wirklich keine Empfindlichkeit irgendwo mehr vorhanden war.

Ich arrangierte es, Herrn V. so bald wie möglich nach der Operation zu sehen. Ich wußte, daß wir nun Überempfindlichkeit im unteren Fußgelenk finden würden, ein Resultat der Operation. Ich erklärte Herrn V., daß dies eine großartige Prüfung für die Genauigkeit meiner Behauptungen in bezug auf die Lage der Reflexe sei.

Als ich bei Herrn V. ankam, war er erst einige Stunden vom Arzt zurück. Er hatte heftige Beschwerden, sein Rektum schmerzte und pulsierte. Ich konnte den Reflex sofort mit der Spitze meines Mittelfingers finden, und er sagte mir, daß es sich bei dem leichtesten Druck anfühlte, als bohrte ich eine Glasscherbe in seinen Fuß. Die gleiche Empfindlichkeit machte sich auch an beiden Fußgelenken bemerkbar.

Es war offensichtlich, daß die Beseitigung der Geschwulst am Rektum, das direkt in der Mitte des Körpers liegt, die erste Zone auf jeder Seite beeinflußt hatte.

Hämorrhoiden

Wir wollen jetzt einen Hämorrhoidenfall betrachten. Das ist ein Zustand von Krampfadern im Rektum, die sehr schmerzhaft und unangenehm sein können und manchmal sogar bluten. Wegen dieser Empfindlichkeit in der Rektumgegend ist auch der Reflex zum Rektum sehr sensitiv, was von einer Stauung zeugt, die die Zirkulation unterbricht.

Eine Position, um Hämorrhoiden zu behandeln

Sie sitzen dem Patienten direkt gegenüber, nehmen seine linke Ferse in Ihre linke Handfläche und halten das Bein mit Ihrer rechten Hand etwas über dem Fußgelenk an der unteren Seite. Halten Sie den Fuß sicher mit Ihrer linken Hand, während Ihre Fingerspitzen nach oben zeigen. Benutzen Sie Ihre rechte Hand, um kräftig und in Kreisbewegung zu massieren, bis Sie die empfindlichste Stelle erreicht haben. Massieren Sie diese genau so wie angegeben für Rektumbeschwerden. Siehe Abbildung 24. Tun Sie dasselbe auf der rechten Seite.

Nicht zuviel Druck

Sie müssen vorsichtig sein, daß Sie nicht zu heftig sind, denn die Nerven liegen an dieser Stelle sehr nahe unter der Hautoberfläche. Sie brauchen bei dieser Behandlung mehr Geduld und Zeit als Stärke.

Lassen Sie mich wiederholen: Beobachten Sie Ihren Patienten genau, denn nur dann können Sie bestimmen, ob Sie die richtige Stelle erreicht haben, die das erwünschte Ergebnis hervorbringt: Empfindlichkeit. Zu oft beobachten die Anfänger ihre Hände. Sie müssen Ihre Hände automatisch arbeiten lassen, ohne hinzusehen. Es ist entschieden wichtiger, den Gesichtsausdruck sorgfältig zu beobachten, denn nur so können Sie entscheiden, wieviel Druck Sie anwenden können, ohne zu starke Schmerzen zu verursachen.

Sie wollen ja die ganze Arbeit nicht in einer Minute

vollenden. Alles braucht seine Zeit. Wenn Sie auf dem Gesicht schmerzvolle Verziehungen feststellen, die durch Ihre Arbeit hervorgerufen werden, dann können Sie den Druck sofort nachlassen. Außerdem können Sie auf diese Art den Reflex genauer feststellen.

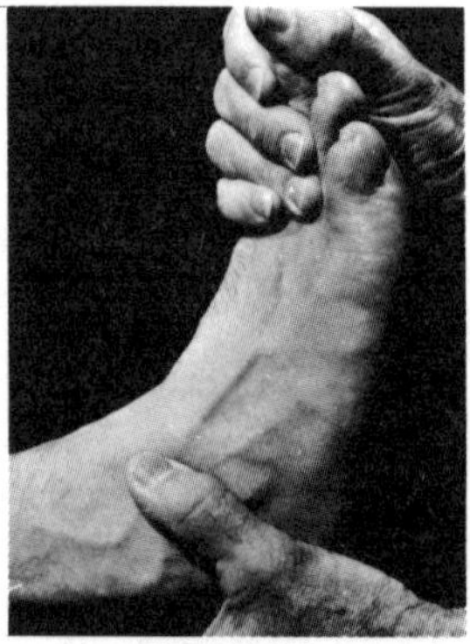

Abbildung 26
Die Methode, um Stauungen im allgemeinen zu vermindern, Krümmen und Drehen des Fußes

Die Reflexgegend ist oft nicht größer als eine Erbse, manchmal sogar kleiner.

Der Strang, der sich am hinteren Bein hochzieht, ist immer sehr angespannt, wenn es sich um Hämorrhoiden handelt. Sie können dem abhelfen, wenn Sie den Fuß mit Drehbewegung behandeln. Drehen Sie ihn drei- bis viermal zur rechten und dann drei- bis viermal zur linken Seite. Ziehen Sie an der Ferse und drücken Sie den Fuß nach vorne, dann ziehen Sie den Fuß nach hinten. Dadurch strecken Sie den Strang. Das können Sie am besten tun, wenn der Fuß noch in derselben Position ist, das heißt die Ferse ruht in Ihrer Hand.

Ich möchte hier noch einfügen, daß Sie, bevor Sie den Fuß drehen, Ihre rechte Hand von dem Fußgelenk zum oberen Fuß wechseln sollten. Siehe Abbildung 26. Je mehr Druck Sie auf die Fußsohle an der Stelle des Mittelfußes mit Ihrer rechten Hand ausüben, desto schneller können Sie die Knochen lockern und jegliche kleine Falschstellung korrigieren. Wenn Sie diese Arbeit zweimal die Woche gewissenhaft ausführen, das heißt, eine halbe Stunde für jede Behandlung, bis jede Empfindlichkeit beseitigt ist, werden alle Beschwerden und Unpäßlichkeiten, die durch die Hämorrhoiden hervorgerufen wurden, vollständig verschwinden.

Krankheitsbericht

Es wird sicher interessant für Sie sein, wenn ich Ihnen an dieser Stelle von einem Fall berichte, den ich vor einigen Jahren in Miami, Florida, behandelte. Ich war gerade dabei, einer kleinen Gruppe von Freunden meine Behandlungsmethode zu erklären, wie man den Reflex zum Rektum finden kann usw., als eine junge Dame, die ich noch nicht kannte, sich anbot, Versuchsperson in meiner Demonstration der Zonentherapie zu sein.

Sie sah äußerst gesund aus; so begann ich also meine Untersuchung, während ich mich im geheimen wunderte, ob ich an einem solchen gesunden Menschen einen empfindlichen Reflex finden würde, der irgendeine körperliche Schwäche anzeigen könnte.

Ich begann mit dem großen Zeh und fuhr fort, die hauptsächlichen Reflexe der Füße mit dem üblichen Druck zu behandeln, ohne die kleinste Reaktion auf Empfindlichkeit oder irgendwelche Körperbeschwerden. Als ich aber das Fußgelenk anpackte und Druck auf die Stelle ausübte, die

Rektumschwierigkeiten und meistens auch Hämorrhoiden anzeigt, sprang die junge Dame fast aus dem Stuhl und rief: »Oh, das tut weh!«

Ich wußte nun, daß ich irgendeine Schwäche oder Beschwerde festgestellt hatte und fragte die junge Dame, ob sie neuerdings in dieser Hinsicht Ärger gehabt hätte. Bevor sie überhaupt erst antwortete, lächelte sie mich an, als wollte sie sagen: »Woher wissen Sie denn das?« Dann erzählte sie mir, daß sie erst vor drei Wochen die dritte Hämorrhoidenoperation gehabt hätte und daß sie noch nicht wieder ganz hergestellt sei.

Sie war von der Wahrheit meiner Feststellungen vollständig überzeugt. Was uns alle noch besonders interessierte, war die Tatsache, daß sie, nachdem sie von der Narkose ihrer letzten Operation erwachte, am Bett festgeschnallt werden mußte, da sie sich dauernd aufrichten wollte, um nach ihren Fersen zu greifen, weil sie ihr entsetzlich wehtaten.

Das Wissen um die Zonentherapie

Mit dem Wissen, das wir jetzt von den Zonen und Reflexen des Körpers haben, ist es leicht zu verstehen, daß die Natur verzweifelt aufschrie, da doch ein Teil der elementaren Nervenkanalzone verletzt worden war. Während der Verstand noch halb bewußtlos war, arbeitete das Unterbewußtsein und wechselte den Druck zu diesem Reflex als eine Art der Erleichterung.

Hätten die Schwestern im Krankenhaus die Zonentherapie verstanden, dann hätten sie die Patientin nicht am Bett festgeschnallt, sondern ihre Fersengegend massiert. Das hätte dem armen Mädchen sehr geholfen, außerdem hätte es bessere Zirkulation zu der wunden Stelle gebracht und dadurch schnellere Heilung hervorgerufen.

Es ist wohl unnötig zu erwähnen, daß die junge Dame seit der Demonstration ein gläubiger Anhänger der Zonentherapie ist. Sie ließ sich einige Zeit von mir behandeln.

Das vorfallende Rektum

Krankheitsbericht

Als weiterer Beweis, der zeigt, was mit dieser Arbeit erreicht werden kann, will ich Ihnen von einem Fall in meiner Familie berichten.

Eine Dame über siebzig Jahre alt, litt seit der Geburt ihrer Tochter vor etwa dreißig Jahren an einem vorfallenden Rektum. Jedes Jahr wurde es schlimmer und trat mehr und mehr hervor. Meistens war es sehr geschwollen und entsetzlich entzündet.

Viele Ärzte hatten als einzige Hilfe eine Operation vorgeschlagen, die wahrscheinlich mehr geschadet als geholfen hätte, da sie die Muskeltätigkeit des Rektums für immer zerstört haben würde.

Ich wußte, daß ein Versuch mit unserer Zonentherapie nicht gefährlich war und wollte sehen, was ich in diesem Falle tun konnte. Die Ergebnisse und die Hilfe, die wir durch die Massagebehandlung erreichten, waren unglaublich. Die Schwellung und Entzündung verschwanden vollständig und haben sich seither kaum wieder bemerkbar gemacht. Ich hatte einfach nur die Behandlung für Rektumbeschwerden und Hämorrhoiden benutzt. Siehe Abbildung 24.

Ich möchte hier noch hinzufügen, daß die Empfindlichkeit in diesem Falle äußerst ausgeprägt war. Oft bat die Dame um Gnade während der Behandlung, obwohl der Druck in keiner Weise heftig war. Aber so wie die Empfindlichkeit nachließ, verbesserte sich auch ihr Zustand.

Blasenentzündung

Blasenentzündung verursacht das Bedürfnis, häufig Wasser zu lassen. Es ist ein Zustand, der mit der Massagebehandlung sehr leicht behoben werden kann. Wir finden den Reflex in jedem Fuß fast an derselben Stelle wie den Reflex zum unteren Teil des Rektums, nur ein wenig näher und unter dem Fußgelenkknochen. Siehe Abbildung 27.

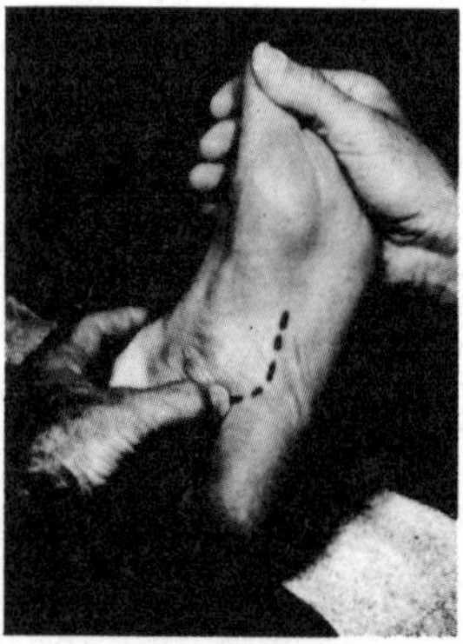

Abbildung 27
Methode der Massage des Reflexes
zu der Blase

Die Blase und das Rektum sind fast in derselben Zone, nämlich in der ersten. Die Behandlung ist sehr einfach, wahrscheinlich zeigt sich schon nach der zweiten oder dritten Behandlung deutliche Besserung. Auch Ihre Arbeit an den Nierenreflexen, die die Urinsäure vermindert, die ja durch die Blasenentzündung hervorgerufen wird, trägt zur Besserung bei.

Spannungen der weiblichen Geschlechtsorgane

Die Gebärmutter

Mit derselben Art von Behandlung sind Sie auch in der Lage, Beschwerden, die durch Spannungen in der Gebärmutter oder in der Scheide hervorgerufen werden, zu heilen. Dieser Zustand ist für übergroße Nervosität, die manches glückliche Heim durcheinander bringt, verantwortlich.

Hören Sie von einem Fall dieser Art, dann denken Sie ein wenig über seine Ursache nach und versuchen Sie zu helfen. Wahrscheinlich wird es Ihnen möglich sein, mehr als eine unglückliche Person von einer Katastrophe zu retten.

Die Eierstöcke

Nun stellen Sie sich im Geist die Lage der Eierstöcke vor. Sie liegen etwas entfernt von der Mitte, ein jeder ein wenig an der Seite. Daher finden wir den Reflex zum rechten Eierstock an der Außenseite der rechten Ferse und den Reflex zum linken Eierstock an der Außenseite der linken Ferse. Siehe Abbildung 28.

Sollte die Schilddrüse irgendwie angegriffen sein, finden Sie die gleiche Stelle sehr empfindlich, da die Schilddrüse meistens wie ein dritter Eierstock behandelt wird; denn sie ist sehr eng mit der Regelmäßigkeit der monatlichen Periode verbunden.

Ich könnte Ihnen von einigen wunderbaren Ergebnissen

berichten, die ich in dieser Hinsicht erreicht habe, wenn Unregelmäßigkeit durch eine schlecht funktionierende Schilddrüse hervorgerufen wurde.

Krankheitsbericht

Ich erinnere mich an einen besonderen Fall. Eine junge Dame von 35 Jahren hatte seit ihrer Geschlechtsreife niemals regelmäßig menstruiert. Statt der normalen 28 Tage zwischen den Perioden, hatte sie genau 40 Tage zwischen jeder Periode. Seit ihrer Kindheit wurde sie von entsetzlichem Hautausschlag geplagt, der auf nervöse Störungen zurückgeführt wurde. Sie begann das Interesse an ihrem Heim zu verlieren, wollte nicht mehr weiterleben und verlor sehr schnell an Gewicht, von 130 auf 90 Pfund.

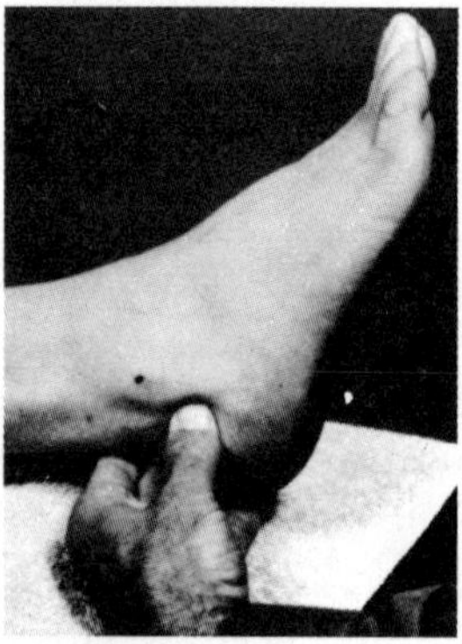

Abbildung 28
Position für die Massage des Reflexes zum linken Eierstock

Sie kam zur Beobachtung ins Krankenhaus. Tests zeigten, daß sie einen Augapfelvorfallkropf hatte. Sie wurde nach

Hause geschickt, um sich für die angeratene Operation zu stärken. Zu diesem Zeitpunkt kam sie zu mir.

Ich fand enorme nervöse Spannungen und Stauungen an der Stelle für diese Beschwerden. Man überredete sie, die Operation zu verschieben und mir eine Gelegenheit zu geben, um zu sehen, ob die Zonentherapie helfen würde.

Besserung stellte sich fast sofort nach begonnener Behandlung ein. Ihre Nerven besserten sich, sie wurde jeden Tag etwas ruhiger, konnte besser schlafen, und soviel ich mich erinnere, nahm sie nach drei oder vier Wochen regelmäßig an Gewicht zu, ungefähr ein Pfund pro Woche. Bald fühlte sie sich wieder wohl und war in glänzendem Zustand. Das erste Mal in ihrem Leben hatte sie normale, geregelte monatliche Perioden. Das zeigt deutlich, was ich hervorheben wollte: daß eine kranke Schilddrüse die Tätigkeit der Eierstöcke beeinflußt.

Man wird Sie sicher oft fragen, ob man mit der Druckmassagemethode Krämpfe während der Periode vermindern kann. Handelt es sich um eine Stauung, werden Sie erstaunliche Resultate erreichen. Aber wie wir alle wissen, können verschiedene Gründe für einen Zustand dieser Art vorliegen.

Wir wollen nicht sagen, daß diese Methode eine Art von Zauberei ist oder daß man jede Krankheit mit ihr heilen kann, nein, wir wollen ihr nur Kredit geben für die vielen Fälle, in denen sie geholfen hat. Bei einem Blutsturz zum Beispiel kommt diese Methode nur unter Aufsicht eines guten Arztes in Betracht, der den entsprechenden Fall und die Zonentherapie kennt.

Resultate werden folgen

Es ist sicher, daß Sie mit ständigen Bemühungen Erfolge erreichen werden, und daß die verschiedenen Beschwerden endlich verschwinden. Erinnern Sie den Patienten daran, daß es nicht über Nacht, in einem Tag oder einer Woche passiert, denn diese Methode ist keine Glaubensheilung, bei der man den Zauberstab über Ihrem Kopf schwingt, sondern eine wissenschaftliche Behandlung, die sich auf wissenschaftlichen Grundlagen aufbaut.

Unser Körper ist so konstruiert, daß er eine Menge Mißbrauch ertragen kann. Wir haben die Naturgesetze über Monate und Jahre hinaus gebrochen, und es braucht seine Zeit, um die kranken, zerstörten Zellen wieder aufzubauen.

Wir sind so veranlagt, daß wir uns mehr um unser Auto und seinen Motor, als um unseren wertvollen Körper sorgen. Wir bringen das Auto des öfteren zu einem Automechaniker zur Untersuchung, ob auch jede Schraube festsitzt, jeder Teil gründlich geölt ist, und das leiseste Rasseln oder Quietschen wird genauestens beobachtet. Wenn wir aber hier und da ein paar Beschwerden haben, meistens eine Warnung kommender Gefahr, dann übersehen wir das und sagen uns: »Das wird schon wieder weggehen.« Manchmal geht es weg, aber manchmal erschöpft es uns auch.

An wieviele Leute können wir uns erinnern, die früher als notwendig starben, weil sie kleine Gefahrensignale unbeachtet ließen, bis es zu spät war? Sie hätten bestimmt noch einige Jahre gelebt, hätten sie den Stauungen in ihrem Körper mehr Beachtung geschenkt. Wir dürfen nie vergessen: Zirkulation ist Leben, Stillstand ist Tod. Ein schwerer Stoß löst Stauung aus, und Empfindlichkeit ist das Resultat. Das trifft auf jeden Teil unseres Körpers zu, der durch Stauung in irgendeinem Teil der Zone, die zu dem bestimmten Muskel oder Organ führt, verhungert.

Reflexe, die man nicht in den Füßen findet

Von der Zonentherapie, der Lehre des Dr. Fitzgerald, haben wir gelernt, daß auch andere Reflexe, als die in den Füßen, wichtig für den Erfolg dieser guten Sache sind. Diese Wissenschaft bringt, wenn man sie mit der Arbeit an den Füßen kombiniert, manchem schmerzenden, geschwollenen Gelenk Erleichterung.

Wir, die wir in der Wissenschaft der Massage trainiert sind, wissen sehr wohl, daß es nicht ratsam ist, einen schmerzenden, geschwollenen Körperteil direkt zu massieren. Sollte nämlich zum Beispiel eine Nervenentzündung vorliegen, dann würden wir die Beschwerden und Schmerzen nur verschlimmern. Wenn wir aber die Lage des Reflexes zu diesem Körperteil kennen, können wir diesen gründlich massieren, ohne mit dem kranken Teil in direkte Berührung zu kommen, und trotzdem gute Erfolge erreichen.

Nehmen wir an, jemand mit Nervenentzündung im rechten Knie sucht Sie auf. Dann nehmen Sie einfach den rechten Ellenbogen und Sie werden an der dem kranken Knie entsprechenden Stelle Empfindlichkeit vorfinden. Massieren Sie diese Stelle kräftig mit dem Daumen und den Fingerspitzen, um die Sehnen und die Flechsen von der Spannung zu lösen. Nachdem Sie das ungefähr 10 Minuten getan haben, fragen Sie den Patienten, ob er Besserung in dem Zustand seines Knies fühlt; meistens tritt sofortige Besserung ein.

Sind die Beschwerden nun im Ellenbogen, dann massieren wir den entsprechenden Teil am Knie, der die Reflexaktion zum Ellenbogen hat.

Das Handgelenk wird erfolgreich für Beschwerden im Fußgelenk massiert, das rechte Handgelenk für das rechte Fußgelenk und das linke Handgelenk für das linke Fußgelenk. Genau wie in Knie und Ellenbogen, finden wir die Empfindlichkeit zum Fußgelenk in der entsprechenden Stelle des Handgelenks.

Eine steife oder lahme Schulter

Eine lahme Schulter ist besonders empfindlich und kann an der entsprechenden Stelle der Hüfte erreicht und bearbeitet werden.

Steifheit, die durch Heftpflasterverbände einer gebrochenen Hüfte hervorgerufen wurde, kann durch kräftige Massage eines jeden Muskels der Schulter der entsprechenden Seite vermindert werden.

Dieselbe Methode bewährt sich im Falle einer gebrochenen Schulter, die durch den Gipsverband, die Heftpflaster oder ähnliches steif geblieben war.

Es mag zwar unmöglich sein, den Arm zu bewegen, dafür kann man aber das Bein und die Hüfte derselben Seite ohne jegliche Beschwerden benutzen. Da Sie nun die Arbeit, die Sie an und für sich an dem Arm oder der Schulter direkt tun wollten, der Steifheit wegen nicht ausüben können, so massieren Sie eben den entsprechenden Teil am Bein oder an der Hüfte. Und beobachten Sie nur die Resultate! Sie verursachen überhaupt keine Schmerzen und erreichen trotzdem eine Wirkung, die sogar bei direktem Kontakt mit dem kranken Körperteil unmöglich gewesen wäre.

Ein paar Erfahrungen in dieser Hinsicht werden Ihren Glauben und Ihr Vertrauen in die Zonentherapie festigen. Der Patient und der Masseur werden einige Besserungen fast augenblicklich spüren können, und das hilft dem Glauben an die Wirksamkeit der Methode. Benutzen Sie diese Methode bei Beschwerden in den Gelenken, dann brauchen Sie gar nicht erst auf Ergebnisse zu warten.

Geistesverfassung und Verdauung

Unsere Geistesverfassung beeinflußt unsere Verdauung mehr als alle anderen körperlichen Beschwerden.

Verstopfung ist häufig ein Resultat unserer Geistesverfassung. Dr. Boris Kaplin hat kürzlich wissenschaftliche Forschungen veröffentlicht, die zeigen, daß finanzielle Schwierigkeiten Magenbeschwerden hervorrufen, die sich sogar in Magengeschwüre verwandeln können. Sorgen ziehen die Verdauung in Mitleidenschaft, und schlechte Verdauung wiederum beeinflußt unsere Geistesverfassung. Sollte daher ein Fall nicht auf die übliche Fußbehandlung reagieren, dann ist er meistens auf Gemütsaufruhr im Leben des Patienten zurückzuführen.

Ich werde Ihnen an dieser Stelle von einem Fall berichten, auf den ich aufmerksam gemacht wurde. Frau H., ungefähr 45 Jahre alt, kam zu mir in Behandlung. Ihr Mann war ein erfolgreicher Geschäftsmann und von jeher ein guter Versorger gewesen. Sie hatte ein schönes Heim, ein Sommerhaus an einem See und vier nette Kinder, das jüngste noch in der Oberschule. Trotz alledem redete sich diese Frau in einen Komplex hinein, der sie glauben machte, sie sei ernstlich krank. Sie suchte verschiedene Ärzte auf, die Röntgenaufnahmen und andere Untersuchungen machten. Alle Befunde zeigten, daß Frau H.'s Zustand völlig in Ordnung war. Dieses nahm sie den Ärzten sehr übel. Ihr Gatte, der diesem Zustand unbedingt Abhilfe schaffen wollte, brachte sie zu mir, als letzten Ausweg. Als ich ihr meine Methode von der Empfindlichkeit der Reflexe auseinandersetzen wollte, begann sie mir zu erzählen, daß sie wüßte, sie hätte Dickdarmentzündung und Magengeschwüre. Sie könnte weder essen noch schlafen und sei drauf und dran verrückt zu werden, wenn ihr nicht geholfen würde.

Ihrer Geschichte nach zu urteilen, mußte ich nun mehrere empfindliche Stellen finden. Als ich mit der üblichen Druckbehandlung fortfuhr, fand ich erstaunlicherweise weder Kalk- noch Kristallablagerungen. Das bewies, wie auch die Diagnosen der Ärzte, daß sie in gesundem Zustand war.

Ihr Gatte, der mich als letzten Ausweg betrachtete, bestand darauf, daß ich ihr auf irgendeine Weise doch zu helfen versuchen sollte. Bei jedem Besuch versicherte sie mir, daß sie bestimmt ihren Verstand verlieren würde, da sie so krank sei. Ich versuchte alle möglichen Überredungen, aber ich hatte keinen Erfolg. Nichts, was immer ich auch versuchte, konnte ihr helfen, da ja keine körperlichen Beschwerden vorlagen, sondern alles nur Einbildung war, die in ihrem Gedankengang wurzelte. Sie brachte sich selbst in die geistige Verwirrung, die sie so sehr befürchtete. Kurze Zeit später mußte sie in einer staatlichen Nervenheilanstalt untergebracht werden, wo sie sich nun schon seit zwei Jahren befindet.

Wie traurig ist es, mitanzusehen, wenn sich ein Mensch durch falsche Gedankengänge selbst in einen solchen Zustand hineinredet. Besonders, wenn überhaupt keine körperlichen Beschwerden vorliegen. Zweifellos hat Frau H. sich selbst in den Zustand versetzt, den sie so sehr fürchtete. Wenn wir mit unserem Studium in dieser Hinsicht fortfahren, dann finden wir, daß die meisten Beschwerden uns in dem Ausmaß plagen, in dem wir sie beachten.

Es gibt nicht ein Organ in unserem Körper, das nicht durch unsere Geistesverfassung beeinflußt wird. Jeder Gedanke, den wir denken, beeinflußt den chemischen Gehalt unseres Blutes entweder auf- oder abbauend. Wir können Angst, Sorgen, Spannungen oder Kummer nicht überhand nehmen lassen, ohne die Säure in unserem Blutstrom zu vergrößern. Sorgen sind eine Form von vergrößerter Angst, eine fixe Idee, mit der wir uns selbst peinigen, ein Komplex der Beachtung.

Wie oft wird unsere Gesundheit von fixen Ideen beherrscht. Die meisten nervösen Störungen werden durch unkontrollierte Gefühle hervorgerufen. Eine Idee hat manchmal genügend Kraft, um die Zukunft zu bestimmen. Dürfen wir den Furchtgedanken erlauben, die Zellen in unserem Körper zu töten? Wie oft schon wurden durch Furchtgedanken Epidemien, die die Menschen heimsuchten, ausgedehnt. Alle 27 Trillionen Zellen in unserem Körper haben ihre Denkmaschine und reagieren auf den leisesten Gedanken.

Gute Laune fördert die Blutzirkulation

Ein Arzt, der in fröhlicher Stimmung in ein Krankenzimmer kommt, kann dem Patienten sehr helfen, denn er regt die aufbauenden Kräfte an zu arbeiten, denn diejenigen Menschen, die niedergeschlagen und krank sind, reagieren auf alles viel mehr als die Gesunden.

Es ist erwiesene Tatsache, daß der Körper vom Geist beeinflußt wird. Jeder kleinste Wechsel in unserem Gedankengang produziert einen chemischen Wechsel in unserem Körper. Man sagte mir, daß jede Zelle in unserem Körper aus derselben grauen Masse wie unser Gehirn bestehe. Jedesmal, wenn wir denken, verbrauchen wir Energie. Warum vergiften wir unser Körpersystem und verschwenden wertvolle Energien mit zerstörenden Gedanken der Angst, Sorge, des Neides und der Eifersucht? Wir können ein Naturgesetz nicht verändern. Und wir brauchen Gesetz und Prinzipien, um uns vor Leiden zu schützen. Je mehr wir diese Gesetze verstehen, die auch Gottes Gesetze sind und unsere Gesundheit regieren, desto schneller befreien wir unseren Körper von den zerstörenden Faktoren, die unsere Körperzellen zersetzen.

Geistesverfassung und Verlangen

Unser Geist kann unser Verlangen verändern. Unsere Ideale können durch neue Gedanken völlig verändert werden. Manche Autoritäten bestehen sogar darauf, daß Krebs durch ständiges Zurückhalten der Nerven hervorgerufen wird. Gallenkrankheiten können durch große Besorgnis verursacht werden; versteckte nervöse Reizungen zeigen sich in Bindegewebetumor; Starrsinnigkeit kann der Grund für Verstopfung sein; und einige Formen des Rheumatismus werden durch die Unwilligkeit hervorgerufen, den Problemen des Lebens entgegenzutreten. Ob alles das wahr ist, kann ich nicht beschwören, aber ich wollte es nur erwähnen, damit Sie darüber nachdenken können. Ohne Zweifel beeinflußt das, was unseren Geist am meisten beeindruckt, die Tätigkeit jedes kleinsten Teiles unseres Körpers.

Kristallablagerungen

Das wiederum beeinflußt den Säuregehalt in unserem Blutstrom und die Kristallablagerungen, die sich an den Nervenenden der Organe unseres Körpers bilden. Diese Organe sind dann nicht in der Lage, die Muskeln, die die Zirkulation antreiben, normal arbeiten zu lassen.

Verstopft sich die Benzinzufuhr in unserem Auto, dann kann der Vergaser nicht arbeiten und die Antriebskraft läßt nach. In einem solchen Falle müssen wir zum Automechaniker gehen, um das Hindernis zu finden und beseitigen zu lassen.

Säureablagerungen

Das gleiche trifft auf unsere Arbeit an den Füßen zu, mit der wir versuchen, die Säureablagerungen an den Nervenenden der Füße aufzulösen. Wir müssen die Benzinzufuhr (Arterien und Venen) von allen Fremdkörpern befreien, damit der Vergaser (Wärme) richtig arbeiten und den Körper ausreichend mit Kraft versorgen kann, damit er in der Lage ist, seine von der Natur bestimmte Pflicht zu erfüllen. Da wir unseren Körper nicht, wie ein Auto, jedes Jahr gegen ein neues Modell eintauschen können, ist es um so notwendiger, daß wir ihm spezielle Behandlung zukommen lassen.

Unser Körper ist eine Maschine

Die Maschine, unser Körper, muß von uns selbst in Ordnung gehalten werden, denn je mehr wir ihn mißbrauchen, desto schneller hat er ausgedient.

Wenn wir über 40 Jahre alt sind, dürfen wir den Kalkablagerungen nicht erlauben, sich auszubreiten, denn dann bekommen wir schnell zu hohen Blutdruck und belasten dadurch unser Herz zu sehr, das den Blutkreislauf aufrechterhalten muß.

Was sind Schmerzen?

Schmerzen sind keine Krankheit, aber sie sind ein wahres Anzeichen, daß irgendwo in irgendeinem Teil unseres Körpers eine Störung oder Stauung vorliegt. Schmerzen sind nichts Schlechtes, sondern eine Gnade. Sie sind der Hilfeschrei der Natur. Warum sollten wir nun diese Warnung durch Aspirin und Beruhigungsmittel unterdrücken, wenn diese ja doch nur unser Nervenzentrum lähmen und die Chance vermindern, die Beschwerde festzustellen? Dr. Chapman hat einmal sehr zutreffend gesagt: »Schmerzen sind der Schrei hungriger Nerven nach besserer Blutzufuhr.« Und wir wollen noch hinzufügen, daß wir bessere Waffen brauchen, die für bessere Zirkulation kämpfen, trotz der verschiedenen Hindernisse im Nervenkanal und an den Nervenenden, wo man Schmerzen durch den leichtesten Druck feststellen kann. Behandeln wir eine völlig gesunde Person, die ein perfektes Kreislaufsystem hat, dann können wir noch so viel Druck an jedem Teil des Fußes ausüben, sie wird absolut keinen Schmerz empfinden. Sie werden allerdings sehr wenige gesunde Menschen finden, denn es scheint, als ob die meisten Menschen mit irgendwelchen Beschwerden belastet sind.

Ein gesunder junger Mann

Eines Abends war ich bei einer meiner Patientinnen zum Abendessen eingeladen, um ihren Sohn aus Buffalo kennenzulernen. Seine Mutter versuchte mir einzureden, daß sie sehr um seinen Zustand besorgt sei. Sie wollte mir aber nicht mitteilen, um welche Beschwerden es sich handelte, denn das sollte ich selbst herausfinden. Als ich nun wie üblich die verschiedenen Reflexe massierte, konnte ich nirgends auch nur die kleinste Empfindlichkeit feststellen. Nachdem alle Versuche versagten, hörte ich auf und sagte zu ihm: »Sie müssen ein sehr gesunder Mensch sein.« Als ich die ganze Familie nach dieser Bemerkung lächeln sah, fühlte ich mich sofort wohler. Sie versicherten mir, daß sie einmal sehen wollten, ob meine Methode auch wirklich korrekt sei. Vor einer Woche hatte sich nämlich Herr C. einer Untersuchung für eine 20 000-Dollar-Lebensversicherung unterzogen. Diese Gesellschaft hatte ihm zu seiner wundervollen Gesundheit gratuliert.

Es ist interessant, wenn man Erfahrungen dieser Art

macht. Oft denken Leute, daß ihre Füße völlig in Ordnung sind und sagen: »Oh, meine Füße sind mein bester Körperteil.« In Wirklichkeit aber haben sie ihre körperlichen Beschwerden bis auf zeitweilige Kopfschmerzen oder Verdauungsstörungen, die die Natur als Warnsignal aussendet, noch nicht festgestellt.

Verschiedene Methoden

Denken Sie daran, es gibt viele Methoden, um verschiedenen Beschwerden abzuhelfen. Der Arzt kann oft Medizin verschreiben, die ein Heilkraut enthält, das den Säure- oder Salzgehalt des Blutes ausgleicht. Das hilft der Lebenskraft im Körper genug, den Widerstand, der durch Säurebildung in den Nervenenden entsteht, aufzulösen, ohne daß man die hier in diesem Buch beschriebene Methode anzuwenden braucht. Aber es steht fest, daß wir der Natur mit der Massagemethode schneller und besser beistehen können, ihre volle Tätigkeit wieder zu erreichen. Die Behandlung kann von jeder Krankenschwester oder Hilfsperson ausgeführt werden.

Die Wichtigkeit geregelter Zirkulation

Jeder Arzt wird zugeben, daß geregelte Zirkulation äußerst wichtig ist, den Körper frei von Stauungen und den damit verbundenen Beschwerden zu halten. Niemand kann die bekannte Tatsache: Zirkulation ist Leben, Stillstand ist Tod — verneinen. Sollte nur ein kleinster Teil der Zirkulation unterbrochen sein, sei es auch nur eine winzige Drüse, dann fühlen wir die Wirkung sofort auf irgendeine Art und Weise. Dann haben wir Schmerzen hier und da. Die Natur versucht, uns die verschiedenen Beschwerden zeitig genug wissen zu lassen, damit wir Abhilfe schaffen können, aber meistens beachten wir diese Zeichen nicht und versuchen, sie mit lähmenden Tabletten zu unterdrücken. Da aber eine Kette nicht stärker als das schwächste Glied ist, so ist unser Körper auch nicht kräftiger als unser schwächster Punkt.

Vergessen Sie nie, die Natur wird ihren Teil tun, wenn man ihr nur eine Gelegenheit gibt. Können wir also auf einfache Weise die normale Zirkulation anregen, um die Stauung in den verschiedenen Nervenenden der Füße zu vermindern, dann ist das doch schon der Beachtung wert. Ich sage Ihnen ja nicht, daß Sie etwas glauben sollen, was noch nicht zweifellos bewiesen ist; nein, ich bitte Sie nur, es selbst auszuprobieren und die Resultate zu verfolgen.

Ein abschließender Gedanke

Da wir nun am Ende des 1. Buches »Geschichten, die die Füße erzählen können« angelangt sind, möchte ich Sie noch einmal daran erinnern, daß Massage nur eine Art von Bewegung ist, die verbesserte Zirkulation anregt.

Wir wissen ja alle, daß Zirkulation Leben ist, Stillstand aber Tod. Alles um uns herum, das lebt, ist in ständiger Bewegung.

Alles im Universum wird vom Gesetz der Bewegung regiert. Es ist eines der unfehlbarsten Naturgesetze Gottes. Wir erhalten unsere schöpferischen Kräfte von der Erde, der Sonne und dem Wasser, die ja auch ständig in Bewegung sind. Nichts steht still. Unsere Lebenskraft schwillt entweder an oder ab, je nach der Zirkulation unseres Blutstromes.

Beschäftigen Sie sich einen Moment mit dem Leben einer starken Eiche, die aus einer kleinen Eichel wuchs. Beobachten Sie, wie sie ihre blättrigen Arme gen Himmel streckt, um den vorbeiziehenden Wind aufzufangen, der ihr die so notwendige Bewegung gibt, um ihre Wurzeln zu stärken, damit sie mehr Feuchtigkeit und Nahrung aufnehmen können und den Lebenssaft frei durch jeden Teil fließen lassen können. Wie lange würde der Baum leben und grünen, wenn wir die Wurzeln, die den Lebenssaft spenden, abtrennen würden?

Deshalb dürfen wir nie vergessen, daß unser ganzer Körper in Bewegung bleiben muß; jeder Teil in perfektem Rhythmus.

Es ist mein größter Wunsch, daß die neue Technik der Druckmassage an den Reflexen der Füße, Seite an Seite mit den anderen großartigen Therapien, im Fortschrift der Wissenschaft stehen wird.

Eunice D. Ingham

Weiteres Werk von Eunice D. Ingham:

Geschichten, die die Füße erzählt haben

Druckmassage-Methode der Reflexologie, Band 2 »Schritte zu besserer Gesundheit«, 112 Seiten, Zellglaskarton

Aus dem Inhalt:
Vorwort — Geschichten, die die Füße erzählen können — Was eigentlich ist diese Reflexmethode? — Ingham-Reflex-Methode der Druckmassage — Zonenmarkierungen — Zonentherapie — Was ist Zonentherapie mit Hilfe der Reflexe? — Drüsenreflexe in den Füßen — Schwindelgefühl — Verflochtenheit der Reflexe — Wissenschaftliche Massage — Leistungsfähigkeit — Erläuterung der Technik — Erfolgreicher Praktikant — Nur nicht überstürzen — Leicht zu bestimmen — Schmerz — Zu erwartende Reaktion — Osteopathischer Begriff — Steißbeinreflex — Aufgeschlossen sein — Charakter — Gefühle — Betrachte diesen Tag — Die Macht des Denkens — Einfluß der Sorge — Zorn — Hormone — Verwandtschaft der Drüsen — Kann eine Drüse durch Operation entfernt werden? — Mangelhafte Drüsen — Der Solar-Plexus — Hirnanhang — Schlaflosigkeit — Acromegalie — Vorsteherdrüse — Schilddrüse — Eierstöcke — Milz — Der Sympathikus — Kopfschmerzen — Gicht — Chronische Körperbehinderung — Wichtigkeit der besseren Pflege unserer Füße — Endpunkte — Haare und Nägel — Schluckauf — Bauchspeicheldrüse — Zuckerkrankheit — Nierensteine — Nierentätigkeit — Hoher Blutdruck — Muskelschwund des Sehnervs — Schlaganfall — Arterien — Epilepsie — Lymphdrüsen — Busen — Nebenschilddrüsen — Asthma — Sarcognomie — Grüne Weiden.

Vom Internationalen Institut für Reflexologie werden laufend Ausbildungs-Seminare nach der Original Ingham-Methode, einschließlich aller neuesten Entwicklungen auf diesem Gebiet durchgeführt, sowohl in Amerika als auch in europäischen Ländern.

Dwight C. Byers, der Neffe der bekannten Autorin der Ingham-Bücher, Direktor des Instituts, und ausgebildete Mitarbeiter führen diese Seminar-Kurse durch und demonstrieren die korrekte Anwendung dieser Techniken der Reflexologie.

Interessenten für weitere Informationen und Seminare in der Nähe ihrer Wohnorte melden sich bei:

International Institute of Reflexologiy
P. O. Box 12 642
St. Petersburg, Florida USA 33733